全国卫生专业技术资格考试

康复医学与治疗技术

考点精编口袋书

易哈佛医学考试教研中心 主编

中南大学出版社
www.csupress.com.cn

本书编写人员

伏莎莎　　沈瑜佳　　高嘉雯

前　言

翻开这本书，我们就相识了。

对于基础较薄弱的考生来说，"考试难，难于上青天。"而康复医学与治疗技术考试用书考点繁多，在复习过程中，考生难免不知所措，把握不住重点，浪费了大量的复习时间却得不到应有的记忆效果。

传统的参考书往往以整版的文字机械地描述知识点，缺乏指导性和针对性，导致看不进、记不住，最后成为催眠书。而这本易哈佛的康复医学与治疗技术考点精编口袋书拿掉了一切毫无意义的堆砌资料，把考试需要的知识点，以最简明扼要的方式进行归纳总结，每记住一个知识点，就有可能在考试中提高一分，让您顺利地通过考试，成为一个真正的、合格的、优秀的康复治疗师。

本书特点：

严格按照最新考试大纲编写。

突出考试重点，并进行总结归纳。

书本轻便、小巧、携带方便，可随时随地翻阅。

本书所有数据参考2023年由全国卫生专业技术资格考试用书编写专家委员会编写的《康复医学与治疗技术》。

含"●"考点为康复医学与治疗技术（士）考试大纲不掌握考点。

本书终校于2022年12月9日。

易哈佛CEO：小麦

目 录

第一篇 基础知识

第一章　康复医学概述

【学科内涵和特征】

【考点1】 康复的基本内涵。

1. 采用综合措施，包括医疗、教育、职业、社会和工程等方面的措施。

2. 以残疾者和患者的功能障碍为核心。

3. 强调功能训练、再训练。

4. 以提高生活质量、回归社会为最终目标。

【考点2】 康复医学与临床医学的关联。

项目	临床医学	康复医学
核心理念	以人体疾病为中心	以人体运动障碍为中心
医学模式	强调生物学模式	强调生物-心理-社会模式
工作对象	各类患者	各类功能障碍者和残疾者
临床评估	疾病诊断和系统功能	肢体、心理、生活/社会独立功能
治疗目的	以疾病为核心	以功能障碍为核心
治疗手段	以药物和手术为主	以非药物治疗为主，强调患者主动参与和合理训练

【考点3】康复医疗的共性原则：因人而异、循序渐进、持之以恒、主动参与、全面锻炼。

【考点4】康复医疗强调个体化的原因：病情和目标差异、年龄和性别差异、兴趣和文化差异、经济和环境差异。

【考点5】中国助残日是每年5月的第3个星期日。国际残疾人日是每年12月3日。

【残疾分类和预防】

【考点1】残疾：是各种躯体、身心、精神疾病或损伤及先天性异常所致的人体解剖结构、生理功能的异常和/或丧失，造成机体长期、持续或永久性的功能障碍状态，并不同程度地影响身体活动、日常生活、工作、学习和社会交往活动能力。其功能障碍不能通过单纯的临床治疗而痊愈。

【考点2】原发性残疾：是由于各类疾病、损伤、先天性异常等直接引起的功能障碍，导致残疾的常见原因有疾病、外伤、营养不良、先天性发育缺陷和老年病等。

【考点3】继发性残疾：是原发性残疾后的并发症导致的功能障碍。

【考点4】国际功能、残疾和健康分类（ICF）是世界卫生组织于2001年5月通过的。

【考点5】残疾预防。

1.一级预防：预防可能导致残疾的各种损伤或疾病，避免发生原发性残疾的过程。如进行运动锻炼和生活方式修正。

2.二级预防：疾病或损伤发生之后，采取积极主动的措施防止发生并发症及功能障碍或继发性残疾的过程。如脑血管病后，早期进行肢体的被动活动以预防关节挛缩等。

3.三级预防：残疾已发生，采取各种积极的措施防止残疾恶化的过程。

【服务对象与内容】

【考点1】 康复的服务对象：**残疾者、老年人、慢性病患者、疾病或损伤的急性期和恢复期患者、亚健康人群。**

【考点2】 康复医学的主要内容：康复基础学、康复功能评定、康复治疗学、康复临床学、**社区康复、康复护理。**

第二章　解剖学

【体表标准】

【考点1】 人体标准解剖姿势：身体直立，两眼平视前方；两足并立，足尖向前；上肢垂于躯干两侧，手掌朝向前方（拇指在外侧）。

【考点2】 轴。

1.矢状轴（前后轴）：前后平伸并与地平面平行的轴。

2.额状轴（冠状轴）：左右平伸并与地平面平行的轴。

3.垂直轴（纵轴）：与身体长轴平行，并与地面垂直的轴。

【考点3】 面。

1.横断（水平）面：与身体或肢体长轴垂直、与地面平行的切面。

2.矢状面：与横断面垂直，沿前后方向将人体分为左右两半的纵切面。若该切面通过人体的正中线，称正中矢状面。

3.额状（冠状）面：与横断面相垂直，沿左右方向将人体分为前后两部分的切面。

【考点4】 腹部标志线。

1.肋骨线（上横线）：通过两侧第10肋最低点的横线。

2.髂前上棘间线（下横线）：两侧髂前上棘之间的横线。

3.左、右纵线：两侧腹股沟中点向上所作的纵线。

【考点5】 头面部神经标志。

1.三叉神经：三叉神经半月节，出口居眉弓外缘至外耳道连线后1/3处，分上、中、下3支，分别走向眼、鼻、颏部。

2.面神经：面神经干自外耳道经乳突向前至耳垂前方。

3.枕大神经（出口处）：位于两耳根上部枕后连线、距中线2cm（相当于玉枕穴）。

4.枕小神经（出口处）：位于两耳垂后部枕后连线、斜方肌外缘或距中线4cm（相当于风池穴）。

【考点6】脊柱标志。①第2颈椎棘突：乳突尖水平；②第4、5颈椎棘突：喉结水平；③第6颈椎棘突：环状软骨水平；④第7颈椎棘突：低头时项部最隆起之棘突；⑤第3胸椎棘突：两肩胛冈内线水平；⑥第7胸椎棘突：肩胛下角水平；⑦第8胸椎棘突：胸骨体与剑突结合水平；⑧第2、3腰椎棘突：两侧肋弓最下缘连线水平；⑨第4腰椎棘突：两侧髂嵴最高处连线水平。

【考点7】阑尾中心点定位。①McBurney点：脐与右髂前上棘连线中外1/3点；②Lanz点：两髂前上棘连线中右1/3点。

【考点8】颈膨大最宽处在颈4~5椎间盘。腰膨大最宽处在胸11～12椎间盘至腰1椎体下1/3。

【运动系统】

【考点1】运动系统由骨、骨连结和骨骼肌组成。其功能为运动（首要功能）、支持、保护。

【考点2】骨的分类。

1.长骨：分布于四肢。

2.短骨：如手腕、足的后半部、脊柱等。

3.扁骨：呈板状，如颅的顶骨、胸骨、肋骨等。

4.不规则骨：形态不规则，如椎骨。

5.混合骨。

【考点3】骨的构造。①骨质：分为骨密质、骨松质；②骨膜：富含血管、神经；③骨髓。

【考点4】骨连结。①直接连结：分为纤维连结、软骨结合和骨结合；②间接连结：又称**滑膜关节**或关节。

【考点5】关节基本结构。①**关节面**；②**关节囊**；③**关节腔**：腔内呈**负压**，含有少量滑液。

【考点6】关节的辅助结构。①支持韧带：有囊外韧带和囊内韧带（例如，股骨头圆韧带、**膝交叉韧带**）；②**关节盘**；③**关节唇**；④滑液囊及滑液鞘。

【考点7】单轴关节：**一个运动轴**，关节围绕此轴做与之垂直的运动。其又分**屈戌关节**、**车轴关节**。

【考点8】双轴关节：有**两个**互为垂直的运动轴。能做相互垂直的两个平面的运动。例如，**椭圆关节**、**鞍状关节**。

【考点9】多轴关节：有**三个**相互垂直的运动轴，允许各方位的运动。例如，**球窝关节**、平面关节。

【考点10】关节灵活性和稳固性的因素。①**关节面的形态**；②**关节头和关节窝的面积差**：两者面积差越大，运动幅度也越大；③**关节辅助结构状况**：关节囊坚韧、紧张，周围韧带和肌腱坚固，使关节运动受限，从而增强稳固性；④**关节内结构的影响**：关节盘、半月板和滑液可增加关节灵活性，关节内韧带可增加关节的稳固性。

【考点11】骨骼肌（横纹肌/随意肌）：分为中间部的肌腹和两端的肌腱。肌腹**色红**，柔软，**有收缩能力**。肌腱呈条索状或扁带状，**色白**，有光泽，但**无收缩能力**。

【考点12】肌的辅助装置。①**筋膜**：浅筋膜分布于全身皮下层深部的纤维层，深筋膜（固有筋膜）由**致密结缔组织**构成；②**腱鞘**；③**滑液囊**：其功能是减缓肌腱与骨面的摩擦。

【考点13】锁骨：**呈"～"形弯曲**。内端为胸骨端，外端为肩峰端。

【考点14】肩胛骨：为三角形扁骨，介于**第2～7肋骨之间**。

【考点15】**胸锁关节**是上肢与躯干连结的唯一关节。

【考点16】肱骨。①上端为肱骨头；②肱骨体：中部前外侧面有粗糙的三角肌粗隆，是同名肌的止点。后面中部有一自**内上方斜向外下方**的浅沟，为**桡神经沟**；③下端：**内上髁后下方有一浅沟，为尺神经沟**。

【考点17】桡骨。①上端：桡骨颈内下方的**桡骨粗隆**是肱二头肌的抵止处；②下端：前凹后凸，外侧向下突出，为桡骨茎突，比尺骨茎突**低1～1.5cm**。**桡骨茎突**和**桡骨头**在体表可打到。

【考点18】尺骨。①上端：前面有一半月形关节面，称滑车切迹。切迹后上方的突起为**鹰嘴**，前下方的突起为**冠突**。冠突的前下方有一粗糙隆起，为尺骨粗隆；②下端：有**尺骨头**和内后方的**尺骨茎突**两个隆起。

【考点19】腕骨：属**短骨**，共8块，分远近两列，由桡侧向尺侧，近侧列依次为**舟骨、月骨、三角骨和豌豆骨**；远侧列依次为**大多角骨、小多角骨、头状骨和钩骨**。

【考点20】掌骨：**共5块**，由桡侧向尺侧依次为第1～5掌骨。**第1掌骨最短而粗**。

【考点21】指骨：属**长骨**，共14块。

【考点22】肩关节（盂肱关节）：是典型的**多轴球窝关节**。关节囊薄而松弛，增大了肩关节的灵活性，其下壁最为薄弱，肩关节脱位常从**下方**脱出。

【考点23】肘关节：由**肱尺、肱桡和桡尺近侧三组关节**包于一个关节囊内构成，属于**复关节**。肘关节伸直时，肱骨内、外上髁与尺骨鹰嘴尖位于一条直线上，屈肘时形成以**鹰嘴尖**为顶角的等腰三角形，称为肘后三角。

【考点24】肩关节相关肌肉。①屈：**喙肱肌**、三角肌前部纤维、胸大肌锁骨部和**肱二头肌**短头；②伸：背阔肌、三角肌后部纤维和**肱三头肌**长头；③内收：胸大肌、背阔肌和肩胛下肌；④外展：三角肌（中部纤维）和**冈上肌**；⑤旋内：背阔肌、胸大肌、肩胛下肌和三角肌前部纤维；⑥旋外：**冈下肌和小圆肌**。

【考点25】肘关节相关肌肉。①屈：肱肌、**肱二头肌**（作用最强）和肱桡肌；②伸：**肱三头肌**。

【考点26】前臂相关肌肉。①旋前：旋前圆肌、旋前方肌；②旋后：旋后肌、**肱二头肌和肱桡肌**。

【考点27】左右髋骨与骶骨、尾骨以及其间的骨连接组成骨盆。髋骨由**髂骨、坐骨**及**耻骨**组成，**16岁前**三骨以软骨连结，成年后三骨在**髋臼处**互相愈合。

【考点28】髂骨：两侧的髂嵴最高点的连线平**第4腰椎棘突**。两侧髂后上棘的连线平**第2骶椎**。

【考点29】骨盆：由**左右髋骨**和**骶骨、尾骨**及其间的骨连结构成。骨盆由骶骨岬向两侧经弓状线、耻骨梳、耻骨结节至耻骨联合上缘构成环形界线，分上方的**大骨盆（假骨盆）**和下方的**小骨盆（真骨盆）**。

【考点30】股骨：是人体最大的长管状骨。①体：略弓向前，上段呈**圆柱形**，中段呈**三棱柱形**，下段前后略扁；②下端：内上髁上方有**内收肌结节**。

【考点31】髌骨：是**人体最大的籽骨**，三角形，**在股四头肌腱内**。

【考点32】髋关节：属**多轴的球窝关节**。关节头与关节窝的面积差甚小，关节囊紧张坚韧，**运动幅度小**、**稳固性大**、**灵活性小**，适宜于承重和直立行走。

【考点33】膝关节：由**股骨下端**、**胫骨上端**和**髌骨**构成，是最大、最复杂的关节。①支持韧带：膝交叉韧带连结股骨和胫骨，防止胫骨沿股骨向前、后移位（前交叉韧带伸膝时最紧张，防止**胫骨前移**；后交叉韧带屈膝时最紧张，防止胫骨后移）；②滑膜：膝关节囊的滑膜层是全身关节中最宽阔、最复杂的；③半月板：缓冲压力，吸收震荡，起弹性垫的作用。

【考点34】踝关节（距小腿关节）：由胫骨、腓骨的下端与距骨滑车构成，呈单轴的屈戌关节。距骨滑车前宽后窄，当背屈时，踝关节较稳定；跖屈时，不够稳定，易于扭伤。

【考点35】髋关节相关肌肉。①屈：髂腰肌、股直肌、缝匠肌、耻骨肌和阔筋膜张肌；②伸：臀大肌、半膜肌、半腱肌和股二头肌；③内收：耻骨肌、长收肌、短收肌、大收肌和臀大肌下部；④外展：臀中肌、臀小肌及梨状肌。

【考点36】膝关节相关肌肉。①屈：半腱肌、半膜肌和股二头肌，髌韧带和后交叉韧带是强有力的限制结构；②伸：股四头肌，限制伸的结构为胫侧和腓侧副韧带及前交叉韧带；③旋转：旋内由半膜肌、半腱肌、缝匠肌、股薄肌和腘肌参与，旋外由股二头肌完成。

【考点37】脊柱组成：幼年时脊柱由32或33块椎骨组成，包括7块颈椎、12块胸椎、5块腰椎、5块骶椎、3～4块尾椎。成年后，5块骶椎长合成骶骨，3～4块尾椎长合成尾骨。成年人脊椎由26块椎骨组成。

【考点38】脊椎：由椎体和椎弓组成。

【考点39】椎间孔：是由椎弓根的上下切迹共同围成，有脊神经和血管通过。

【考点40】颈椎：椎体较小，横断面呈椭圆形。临床上寰枢椎称上颈椎，第3～7颈椎称下颈椎。

1. 钩椎关节（Luschka关节）：由第3～7颈椎椎体上面钩突与椎体下面外侧缘唇缘组成。作用是增加颈椎椎体间的稳定性，并防止椎间盘向外后方脱出。

2. 横突孔：孔内有椎动、静脉和交感神经丛。

【考点41】胸椎：大于颈椎小于腰椎。棘突伸向后下方，呈覆瓦状。

【考点42】腰椎：椎体有5块，因负重较大，故椎体体积大，呈肾形，横径大于矢径。

【考点43】椎间盘：除第1、2颈椎之间外，其他椎体之间均有椎间盘，共23个。椎间盘由髓核、纤维环和软骨终板组成。髓核位于椎间盘中心的稍后方。

【考点44】脊髓上端平枕骨大孔连于脑，下端终于第1腰椎下缘（小儿平第3腰椎），向下以终丝附于尾骨背面。

【考点45】脊髓被膜由外向内为硬脊膜、脊髓蛛网膜和软脊膜。

【考点46】脊膜腔。

1.硬膜外隙：位于椎管骨膜与硬脊膜之间的窄隙。

2.硬膜下隙：位于硬脊膜与脊髓蛛网膜之间的潜在腔隙。

3.蛛网膜下隙：位于脊髓蛛网膜与软脊膜之间，充满脑脊液。

【考点47】脊神经根在硬脊膜囊以内的一段，为蛛网膜下隙段；穿出硬脊膜囊后的一段，为硬膜外（隙）段。

【考点48】脊髓动脉有两个来源：起自椎动脉的脊椎前、后动脉和起自节段性动脉的根动脉。

【考点49】脊柱肌层由浅入深分为四层：第一层有斜方肌、背阔肌和腹外斜肌后部；第二层有夹肌、肩胛提肌、菱形肌、上后锯肌、下后锯肌和腹内斜肌后部；第三层有竖脊肌和腹横肌后部；第四层有枕下肌、横突棘肌和横突间肌等。

【神经系统】

【考点1】脊髓位于椎管内，上端在枕骨大孔水平与延髓相连，下端形成脊髓圆锥并以终丝止于第一尾椎骨膜。脊髓圆锥的末端位于第一腰椎下缘水平。

【考点2】神经节段与椎骨位置：上颈髓（$C_{1\sim4}$）与同序数椎骨对应，下颈髓（$C_{5\sim8}$）和上胸髓（$T_{1\sim4}$）比同序数椎骨**高1节椎骨**，中胸髓（$T_{5\sim8}$）比相应椎骨**高2节椎骨**，下胸髓（$T_{9\sim12}$）比同序数椎骨高3节椎骨，腰髓相当于**胸椎10～12水平**，骶髓和尾髓相当于腰1骨。

【考点3】脊髓前角含运动神经细胞，属**下运动神经元**，后角有传递痛温觉和部分触觉的第二级感觉神经细胞。颈8到腰2侧角内主要是**交感神经细胞**，骶髓2～4侧角为**脊髓副交感中枢**。

【考点4】脑干：由**中脑**、**脑桥**和**延髓**组成。脑干内部由**白质**和**灰质**组成。

【考点5】小脑：位于**颅后窝**。绒球小结叶和顶核属于**原始小脑**，是**人体的平衡中枢**。小脑前叶和后叶的蚓锥、蚓垂属于**旧小脑**，接受脊髓小脑束传来的**本体感觉**，调节**肌肉张力**并维持身体姿势。后叶的大部分属于**新小脑**，对**随意运动**起重要的协调功能。

【考点6】下丘脑：位于背侧丘脑的下方，是**皮质下自主神经活动高级中枢**，也是**神经内分泌中心**。

【考点7】躯体运动区：位于**中央前回和中央旁小叶前部**（4区和6区），对骨骼肌运动支配有局部定位特点，中央前回为皮质脊髓束和皮质桥延束的起点。

【考点8】躯体感觉区：位于**中央后回和旁中央小叶后部**（3区、1区、2区），接受背侧丘脑腹后核传来的**对侧半身痛、温、触、压觉及位置觉和运动觉**。中央后回接受丘脑腹侧后内、外核来的纤维，**主管人体的一般感觉**。

【考点9】语言中枢。①运动性语言中枢：位于**额下回后部**，又称为Broca区；②听觉性语言中枢：位于**颞上回后部**；③书写中枢：位于**额中回后部**；④视觉性语言中枢：位于顶下小叶的**角回**。

【考点10】脑的血管：来源于颈内动脉和椎动脉，大脑半球的前2/3和部分间脑由颈内动脉供应，大脑半球的后1/3及部分间脑、脑干和小脑由椎动脉供应。

【考点11】脑脊液及其循环：脑脊液由脑室脉络丛产生。循环途径：侧脑室→室间孔→第三脑室→中脑水管→第四脑室→第四脑室正中孔和外侧孔→蛛网膜下隙→蛛网膜颗粒→硬脑膜窦→入血。

【考点12】锥体外系的功能：调节肌张力、协调肌肉运动、维持体态姿势和习惯动作等。

【考点13】本体感觉（深感觉）：肌肉、肌腱、关节等运动器官在不同状态时产生的感觉，包括位置觉、运动觉和震动觉。

【考点14】周围神经系统：是中枢神经系统（脑和脊髓）以外的神经成分，由脑神经、脊神经和神经纤维组成的神经干，神经细胞体组成的神经节、神经丛及神经终末装置构成。

【考点15】神经系统的基本结构：由胞体、树突和轴突组成。

【考点16】神经系统的一切活动都是以反射方式出现。

【考点17】反射弧包括5个部分：感受器、传入神经元、中间神经元、传出神经元和效应器。传入神经元（感觉神经元），它把感受器所接受的刺激传入中枢。传出神经元（运动神经元），细胞体在中枢。

【考点18】神经胶质细胞的作用：支持、营养、保护神经元。

【考点19】12对脑神经的分类。①感觉神经：嗅神经、视神经和前庭蜗神经，类似脊神经的后根；②运动神经：动眼神经、滑车神经、展神经、副神经和舌下神经，类似脊神经的前根；③混合神经：三叉神经、面神经、舌咽神经和迷走神经，由支配鳃弓的神经转变而来。

【考点20】自主神经：由交感神经与副交感神经组成。

【考点21】自主神经中枢。①高级中枢：位于大脑皮质，大脑半球的边缘脑是内脏器官活动调节中枢；②较高级中枢：位于丘脑下部，前区为副交感神经中枢，后外区为交感神经中枢；③低级中枢：位于脑干和脊髓。

【考点22】交感神经与副交感神经功能对比。

器官功能	交感神经	副交感神经
心脏	心率增加，心排血量增加	心率减慢，心排血量减少
虹膜	瞳孔散大	瞳孔缩小
胃肠分泌	抑制	兴奋
膀胱排尿	抑制	兴奋
唾液分泌	黏稠	稀淡
肾上腺分泌	兴奋	抑制
支气管	扩张	缩小

【循环系统】

【考点1】心脏位于胸腔的纵隔内，膈肌中心腱的上方，夹在两侧胸膜囊之间。位置相当于第2～6肋软骨或第5～8胸椎之间。心脏略呈倒置的圆锥形，大小相当于自己攥紧的拳头。心尖朝向左前下方，心底朝向右后上方。

【考点2】右心房：接受来自下腔静脉和上腔静脉回流的静脉血，冠状窦口是心脏本身静脉血的回流口。

【考点3】右心室：接受来自右心房的静脉血。在肺动脉口有肺动脉瓣，作用是当心室舒张时，防止肺动脉的血液反流至右心室。

【考点4】左心房：通过4个肺静脉口收纳由肺回流的血液，经左房室口流入左心室，在左房室口处有二尖瓣。

【考点5】左心室：接受来自左心房的动脉血，左心室的出口为主动脉口。主动脉口有**主动脉瓣**。

【考点6】心肌：心房肌薄弱，心室肌较肥厚，其中**左心室肌最发达**。心房和心室的心肌层不直接相连。

【考点7】心脏传导系统：由窦房结、房室交界区、希氏束、左右束支和**浦肯野细胞**，以及结间束及房间束组成，其主要功能是**形成及传导冲动**。

【考点8】体循环起始于**左心室**，肺循环起始于**右心室**。

【考点9】主动脉：是体循环的动脉主干，全程分为升主动脉、主动脉弓和降主动脉。降主动脉分为胸主动脉和腹主动脉。升主动脉起自**左心室**，在起始部发出**左、右冠状动脉**营养心脏壁。

【考点10】左侧颈总动脉发自主动脉弓，右侧颈总动脉起于头臂干。起始后沿气管和食管外侧上升，至**甲状软骨上缘**平面分为颈内动脉和颈外动脉两支。颈内动脉经颅底的颈动脉管入颅，分布于脑和视器。颈外动脉上行至下颌处分为**颞浅动脉**和**上颌动脉**两个终支。

【考点11】椎动脉：穿经**颈椎的横突孔**由枕骨大孔入颅，分布于脑。

【考点12】上腔静脉由左、右头臂静脉在**右侧第1胸肋关节后**合成，垂直下行，汇入**右心房**。

【考点13】腹部成对脏支与动脉同名，大部分直接注入**下腔静脉**；不成对脏支有起自肠、脾、胰、胃的肠系膜上静脉、肠系膜下静脉和**脾静脉**等，汇合形成**门静脉**。

【考点14】心脏的血管：心脏的动脉为发自升主动脉的**左、右冠状动脉**，其静脉最终汇集成冠状静脉窦，开口于**右心房**。供给心脏本身的血液循环称**冠状循环**。

【考点15】淋巴系统：包括**淋巴管道、淋巴器官和淋巴组织**。

【考点16】淋巴器官：包括**淋巴结、脾、胸腺**、腭扁桃体、舌扁桃体和咽扁桃体等。

【考点17】淋巴干：由淋巴管多次汇合而形成。全身淋巴干共**9条**，即收集头颈部淋巴的左、右颈干；收集上肢、胸壁淋巴的左、右锁骨下干；收集胸部淋巴的**左、右支气管纵隔干**；收集下肢、盆部及腹腔淋巴的**左、右腰干**；收集腹腔器淋巴的肠干。

【考点18】淋巴导管：包括**胸导管**（左淋巴导管）和**右淋巴导管**。胸导管的起始部膨大叫乳糜池，位于**第11胸椎与第2腰椎之间**，乳糜池接受左、右腰干和肠干淋巴的汇入。

【考点19】淋巴结：**灰红色**的扁圆形或椭圆形小体，**成群聚集**，有浅群、深群之分，沿血管分布，位于**身体屈侧活动较多的部位**。其主要功能是滤过淋巴液，产生淋巴细胞和浆细胞，参与机体的免疫反应。

【考点20】脾：是体内**最大的淋巴器官**，又是**储血器官**，具有破坏衰老的红细胞、吞噬致病微生物和异物、产生白细胞和抗体的功能。脾位于**腹腔左季肋区第9～11肋之间**，其长轴与第10肋一致，正常情况下在肋弓下缘不能触及。活体脾为暗红色，质软而脆。

【呼吸系统】

【考点1】呼吸道包括鼻腔、咽、喉、气管和支气管。上呼吸道包括**鼻腔、咽、喉**。下呼吸道由**气管**和**支气管**以及软骨、肌肉、结缔组织和黏膜构成。

【考点2】气管：上端平**第6颈椎体**，下缘与喉相连，向下至**胸骨角**平面分为左支气管、右支气管为止，成人全长为10～13cm。气管颈段较浅表，在**胸骨颈静脉切迹上方**可摸到。

【考点3】支气管：左支气管、右支气管从气管分出后，斜向下外方进入肺门。两支气管之间的夹角为**65°～85°**。**左支气管细长且较倾斜**，右支气管短粗且较陡直，因而异物易落入**右支气管**。

【考点4】肺：是进行气体交换的器官，位于胸腔内纵隔的两侧。肺内侧面中央的支气管、血管、淋巴管和神经出入处称肺门，出入肺门的结构被结缔组织包裹在一起称肺根。左肺由斜裂分为上、下2个肺叶，右肺则由斜裂和水平裂将其分为上、中、下3个肺叶。

【考点5】左、右支气管在肺门分成第二级支气管，第二级支气管及其分支所辖的范围构成一个肺叶；每支第二级支气管又分出第三级支气管，每支第三级支气管及其分支所辖的范围构成一个肺段。支气管在肺内反复分支可达23～25级，最后形成肺泡。

【考点6】胸膜：贴在肺表面的胸膜称脏胸膜，贴在胸廓内表面、膈上面和纵隔外侧面的胸膜称壁胸膜，脏胸膜和壁胸膜在肺根处互相延续形成左、右侧两个完全封闭的胸膜腔。腔内含少量浆液，其内压低于大气压（负压）。

【考点7】氧运输功能是心血管系统和呼吸系统共同的核心功能。

【考点8】心脏主要功能：是产生循环系统内的血液驱动力，即心脏射血能力。影响射血能力的主要因素包括心脏收缩功能、心脏舒张功能和外周血管阻力。

【考点9】血管的主要功能是运输。血管功能取决于循环驱动力、心血管结构的完整性和柔顺性/弹性等。

【考点10】内呼吸：指体内细胞的气体交换过程，取决于细胞能量需求和代谢状态、全身循环状态、组织微循环状态和血液气体状态等。

【考点11】外呼吸：指气体在肺泡内进行交换，并通过气道与外界空气进行交换的过程，取决于气道功能、肺泡功能、呼吸肌功能和肺循环功能。

【考点12】运动耐力指机体持续活动的能力，取决于心肺功能和骨骼肌代谢。

【内分泌系统】

【考点1】内分泌系统由内分泌腺和内分泌组织构成。内分泌腺是以独立的器官形式存在于体内，如甲状腺、甲状旁腺、肾上腺、垂体、松果体和胸腺等；内分泌组织是以细胞团块形式分散存在于其他器官内，如胰腺内的胰岛、睾丸内的间质细胞、卵巢内的卵泡和黄体等。

【考点2】甲状腺位于颈前区，呈"H"形，分为左、右两个侧叶和中间的峡部。甲状腺峡部多位于第2～4气管软骨环的前面。

【考点3】甲状腺分泌甲状腺素。甲状腺素分泌过多可引起甲状腺功能亢进症。甲状腺素分泌不足时，成人出现黏液性水肿，小儿表现为呆小症。

【考点4】甲状旁腺分泌甲状旁腺素，可调节钙和磷的代谢，维持血钙平衡。甲状旁腺素分泌不足导致手足搐搦症。甲状旁腺功能亢进引起骨质过度吸收，容易发生骨折。

【考点5】肾上腺皮质球状带细胞分泌盐皮质激素，调节水盐代谢；束状带细胞分泌糖皮质激素，参与糖和蛋白质代谢；网状带细胞主要分泌雄激素，也分泌少量雌激素和糖皮质激素。

【考点6】垂体呈椭圆形，位于颅中窝、蝶骨体上面的垂体窝内，又分为腺垂体和神经垂体两大部分。

【考点7】垂体前叶分泌生长激素、促甲状腺激素、促肾上腺皮质激素、促性腺激素、催乳激素等。生长激素能促进肌肉、骨骼和内脏的生长，参与机体多种代谢过程。在未成年期，生长激素分泌不足可致垂体性侏儒症，分泌过多引起巨人症。成人时，生长激素分泌过多可引起肢端肥大症。抗利尿激素分泌不足可引起尿崩症。

【考点8】胰岛分泌胰岛素，参与碳水化合物的代谢。胰岛素分泌不足引起糖尿病。

【泌尿生殖系统】

【考点1】泌尿系统包括**肾**、**输尿管**、**膀胱**和**尿道**。

【考点2】肾：是具有泌尿功能的**实质器官**。①肾呈蚕豆形，左、右各一，呈红褐色；②肾内侧缘的中央部凹陷为**肾门**，是肾血管、肾盂、淋巴管和神经出入之处。它们被结缔组织包裹称**肾蒂**，内有**肾静脉**、**肾动脉**和**肾盂**通过；③肾门伸入肾实质的空隙称**肾窦**，窦内有**肾盂**、**肾大盏**和**肾小盏**、肾血管的分支及神经、淋巴管和脂肪组织。

【考点3】肾皮质由**肾小体**组成，是**肾的泌尿部**。肾髓质由15～20个圆锥形的**肾锥体**构成，是**肾的排泄部**。肾乳头尖端有乳头管的开口，尿液由此流入肾小盏。每**2～3个肾小盏**合成一个肾大盏。

【考点4】肾位于脊柱两侧，紧贴腹后壁。左肾比右肾**高1/2～1个椎体**，即左肾上端平**第11胸椎**，下端平**第2腰椎**；右肾上端平**第12胸椎**，下端平**第3腰椎**。

【考点5】膀胱是贮存尿液的肌性囊状器官，伸缩性很大，成人容量为**350～500mL**，女性膀胱容量比男性膀胱容量略小。成人膀胱**空虚时呈锥体形**。

【考点6】女性尿道短而直，开口于**阴道前庭**，靠近阴道口和肛门，因此尿路逆行感染以女性更为常见。

【考点7】男性尿道。

1.三个狭窄分别位于**尿道内口**、**尿道膜部**和**尿道外口**，以**外口最窄**。尿道结石常易嵌顿在这些狭窄部位。

2.三个膨大分别位于**尿道前列腺部**、**尿道球部**和**舟状窝**。

3.两个弯曲是**耻骨下弯（凸向下后方）**和**耻骨前弯（凸向上前方）**。**耻骨下弯是恒定的**，位于耻骨联合下方2cm处。

【考点8】男性内生殖器由**睾丸**、输送管道和附属腺组成。睾丸产生精子和分泌男性激素，精子贮存于附睾内，当射精时经输精管、射精管和尿道排出体外。

【考点9】前列腺位于膀胱与尿生殖膈之间，前列腺前方为耻骨联合，后方为直肠壶腹。前列腺体后面中间有一纵行浅沟，称前列腺沟，活体直肠指诊可扪及此沟，患前列腺增生时，此沟消失。

【考点10】女性生殖系统：由卵巢、输卵管、子宫和阴道组成。卵巢是女性生殖腺，产生卵子和分泌女性激素。外生殖器包括阴阜、大阴唇、小阴唇、阴道前庭、阴蒂、前庭球和前庭大腺。

【考点11】输卵管由内向外分为子宫部、输卵管峡、输卵管壶腹和输卵管漏斗。峡部短而细，壁厚腔窄，发炎时可导致管腔堵塞。卵细胞在输卵管壶腹受精。

【考点12】前庭大腺：形似豌豆，其导管向内侧开口于阴道前庭，阴道口的两侧，分泌物可润滑阴道口。

【五官】

【考点1】眼附属器包括眼睑、结膜、泪器、眼外肌和眼眶。

【考点2】睑板腺开口于睑缘的前后缘之间，分泌脂样物，可滑润睑缘，使泪液不外溢。

【考点3】眼球：由眼球壁和眼内容物组成。角膜位于眼球的最前部，透明，无血管，有折光作用，易受损伤。

【考点4】视路：指从视网膜到大脑枕叶视中枢的视觉通路，包括视网膜、视神经、视交叉、视束、外侧膝状体、视放射和视中枢。

【考点5】耳郭：由弹性纤维软骨及外覆的皮肤构成。皮肤与软骨膜紧密粘连，皮下组织甚少，软骨抵抗力差，发生感染后易致耳郭变形。

【考点6】外耳道：走行弯曲，进行外耳道检查时成人要向后上方牵拉耳郭，儿童向后下方牵拉耳郭。外耳道的外1/3为软骨部，内2/3为骨部。软骨部皮肤富有细毛、皮脂腺和耵聍腺，易发生炎症，而且由于皮下组织甚少，水肿时张力高，故疼痛剧烈。

【考点7】中耳：包括鼓室（中耳腔）、咽管（咽鼓管）和乳突。耳咽管为鼓室与鼻咽部连通的管道，鼓室端开口于鼓室前壁上部，平时开放；咽端开口于鼻咽侧壁下鼻甲后端，平时关闭。小儿咽鼓管较成人平、宽、短、"咽端"开口低，故鼻咽部感染易通过耳咽管波及鼓室。

【考点8】鼻中隔前下部的黏膜内有丰富的血管吻合丛，约90%的鼻出血发生于此，临床上易称易出血区。

【考点9】4对鼻窦中上颌窦最大，位于上颌骨体内，窦口开口于半月裂孔的后部，由于开口位置较高，故上颌窦发炎化脓时引流不畅，易造成窦内积脓。额窦开口于半月裂孔前端。筛窦开口于中鼻道和上鼻道。蝶窦开口于蝶筛隐窝。

【考点10】发音时咽腔可改变形状产生共鸣，使声音清晰、悦耳，其中软腭的作用尤为重要。

【考点11】通常所称的扁桃体指腭扁桃体，是咽淋巴环中最大的淋巴组织，位于舌腭弓和咽腭弓之间的三角形扁桃体窝内，呈长卵圆形，面向口腔，形成多数小凹陷，即扁桃体隐窝，常有细菌存留其中。

【考点12】喉位于第4~6颈椎水平，女性的喉比男性的喉高。小儿的喉比成人的喉高。喉腔自会厌软骨游离缘以下至环状软骨下缘，在成人上界相当于第3、4颈椎椎体间、舌骨水平，下界为环状软骨下缘相当于第6颈椎水平。喉结相当于第4、5颈椎水平。

【考点13】喉腔两侧壁有上下两对平行的皱襞突入腔内。上方者为室襞（假声带），呈浅红色。左右假声带之间的间隙为前庭裂；下方者为声襞（声带），是以声韧带和声带肌为基础。正常声带色白，有光泽，细薄、光滑。左右声带之间的缝隙为声门（相当于第5颈椎水平）。

【考点14】舌。

1. 舌：分舌体和舌根。前2/3为舌体，活动度大；后1/3为舌根，活动度小，舌背黏膜粗糙与舌肌紧密相连。

2. 舌的感觉神经：后体部为舌神经，舌根部为舌咽神经。舌的运动为舌下神经所支配。舌的味觉神经为面神经的鼓索支。

3. 舌乳头。①丝状乳头：数目最多，体积很小，分布于舌体，司一般感觉；②菌状乳头：数目较少、色红、有味蕾，司味觉；③轮廓乳头：体积最大，乳头周围有深沟环绕，沟内有味蕾，司味觉；④叶状乳头：位于舌侧缘后部，有味蕾，司味觉。

【考点15】腺体：腮腺、颌下腺、舌下腺是3对最大的唾液腺，左、右各一。腮腺是最大的一对涎腺，导管开口于平对上颌第2磨牙的颊黏膜处。颌下腺导管开口于舌系带两侧舌下阜。舌下腺最小。

<table>
<tr><td>第三章</td><td>运动学</td></tr>
</table>

【生物力学的基本概念】

【考点1】 人体外力：是**外界环境作用于人体的力**，包括**重力**、支撑反作用力、流体作用力、摩擦力、机械阻力等。

【考点2】 人体内力：是人体内部**各组织器官间相互作用的力**，包括**肌肉收缩力**、组织器官间的被动阻力、**内脏器官的摩擦力**、内脏器官和固定装置间的阻力、体液在管道内流动时产生的流体阻力等。

【考点3】 矢量和力：矢量通常被标示为一个**带箭头的线段**，线段的长度表示**矢量的大小**，矢量的方向为箭头指示的方向。力是矢量的一种，具有大小和方向。

【考点4】 力矩与力偶矩。

1.力矩是力使物体绕着转动轴或支点产生转动作用的物理量，力矩的大小（扭力）为**距离×作用力**。力矩的单位为牛顿·米（N·m）。力矩的方向由**右手螺旋法则**确定。

2.力偶矩是**大小相等**、**方向相反**，但作用线不在同一直线上的一对力所产生的力矩，其能使物体产生**纯转动效应**。如双手旋转方向盘、用示指和拇指旋开瓶盖等。

【考点5】 刚体：是在外力作用下，物体的**形状与大小均不发生改变**的物体。如在腰椎的运动中，与椎间盘、韧带、关节囊相比，椎体的变形量极小，椎体可被视为**刚体**，而椎间盘等被视为**塑性物体**。

【考点6】 静力学平衡：当作用于物体上的**合力或合力矩为零**时，物体没有线加速度和角加速度，此时**物体保持平衡、静止或匀速运动**。

【考点7】动力学状态：一个力作用于物体，会加速物体的运动，改变物体的运动速度，此为非平衡状态。

【考点8】平动和转动：当物体上的所有点均沿同一个方向运动时，称该物体在进行平动；如果刚体上的两点朝不同方向进行运动，称该物体的运动既有平动也有转动。任何刚体的运动都可以视作平动和转动的复合。

【骨骼生物力学】

【考点1】骨组织由细胞和矿化的细胞间质（骨基质）组成。其细胞包括骨原细胞、成骨细胞、骨细胞和破骨细胞。

【考点2】骨的变形：最常见的是弯曲和扭转，弯曲是沿特定方向上连续变化的线应变的分布，扭转是沿特定方向上连续变化的角应变的分布。骨皮质是骨骼中最坚硬的部位，其抗压、扭力最强。

【考点3】骨是一种能再生和修复的生物活性材料。所有骨骼均有其特定的最适宜的应力范围，所受应力过高或过低都会加速其吸收。

【关节生物力学】

【考点1】椎间连接（椎间盘）是相邻两椎体之间的连接结构，由透明软骨终板、纤维环和髓核构成。年轻人的髓核含水量约85%，随年龄增长及椎间盘退变，水分可逐渐降至70%。

【考点2】椎间盘的功能：①保持脊柱的高度；②联结椎间盘上下两椎体，并使椎体有一定的活动度，使椎体表面承受相同的压力；③对纵向负荷起缓冲作用；④维持后方关节突间一定的距离和高度，保持椎间孔的大小；⑤维持脊柱的生理曲度。

【骨与关节的运动】

【考点1】骨骼运动有两种基本形式：围绕关节的旋转和线形位移。

【考点2】骨骼的线形位移：由作用于骨骼上的外力而形成的，分为牵引、压缩和滑行。牵引是与治疗面垂直且远离治疗面的线性运作。压缩是与治疗面垂直且移向治疗面的线性运作。滑行是与治疗面平行的关节活动性动作。

【骨骼肌的生物力学】

【考点1】肌细胞分化分类：骨骼肌、心肌和平滑肌。

【考点2】骨骼肌纤维分为3种类型：Ⅰ型（慢氧化型纤维/红肌）收缩和舒张的时间长，比较抗疲劳。Ⅱ型纤维（白肌）分为ⅡA型、ⅡB型两种。肌肉低强度反复收缩时，线粒体的质和量增加，肌纤维稍有增粗，以红肌纤维改变为主，肌肉的耐力增加。力量运动时，肌肉横截面积增大，以白肌纤维为主。如优秀短跑运动员的肌肉具有高比例的Ⅱ型纤维，长跑运动员具有高比例的Ⅰ型纤维。

【考点3】肌肉的力学特性。①伸展性和弹性；②运动单位募集：运动单位募集越多，肌力就越大；③杠杆效率：人髌骨切除后股四头肌力臂缩短，伸膝力矩将减小30%。

【考点4】等长收缩：是肌肉收缩时只有张力的增加而无长度的变化。肌肉承受的负荷等于或大于肌肉收缩力。其作用是维持人体的位置和姿势。

【考点5】等张收缩：是肌肉收缩时只有长度的变化而无张力的改变，并有关节的运动，肌肉承受的负荷小于肌肉收缩力。人体四肢特别是上肢的运动主要是等张收缩，一般情况下，人体骨骼肌的收缩大多是混合式收缩。

【考点6】影响骨骼肌收缩的因素。①前负荷：在一定范围内，肌肉的初长度与肌张力成正变关系，若超过该范围则成反变关系；②后负荷；③肌肉的收缩力。

【软骨的生物力学】

【考点1】软骨：由**软骨组织**和其周围的**软骨膜**构成。软骨组织由软骨细胞和细胞外基质构成，是一种特殊类型的**结缔组织**。软骨内**无血管、淋巴管和神经**。软骨具有一定的硬度和弹性，散在分布于外耳、呼吸道、椎间盘、胸廓和关节等处。

【考点2】●软骨的分类。

1.透明软骨：体内**分布最广**，主要分布在**关节**、**肋软骨**和**呼吸道**等处，抗压性较强，有一定的弹性和韧性。

2.弹性软骨：主要分布在**椎间盘**、关节盂、关节盘、耻骨联合的连接处，以及关节软骨的肌腱附着处，有明显的可弯曲性和弹性，新鲜时呈**不透明黄色**。

3.纤维软骨：分布在**耳郭**、外耳道、咽鼓管、**会厌**和喉软骨等处。

【考点3】关节软骨的特性：**液压渗透性**、**黏弹性**、**剪切特性**及**拉伸性**。

【肌腱和韧带的生物力学】

【考点1】●肌腱的生物力学性质。

1.胶原：人体中**最强的纤维蛋白**。

2.影响肌腱力学的因素：**黏弹性**、解剖部位、运动水平、**年龄、环境温度**等。

【考点2】●韧带的生物力学。

1.拉伸特性：受胶原组成比例、纤维排列方向及胶原和基质的相互作用等因素影响。

2.骨-韧带-骨复合体的结构性质：此特征是胶原纤维呈**波浪状弯曲**且部分纤维的**排列方向不一致**所致。

3.力学特性：从**单轴拉伸试验**中获得。

4.韧带特性受以下生物因素的影响：种类、生物化学、固定方式、骨骼成熟程度及年龄等。

【考点3】人体的力学杠杆。

1.第一类杠杆（平衡杠杆）：支点位于力点与阻力点之间。其作用为传递动力和保持平衡。

2.第二类杠杆（省力杠杆）：阻力点位于力点和支点之间。此类杠杆的力臂大于阻力臂，在克服较大阻力时只需较小的力，对做功有利。

3.第三类杠杆（速度杠杆）：力点位于阻力点和支点之间。此类杠杆的力臂小于阻力臂。

【考点4】人体杠杆的力学特性。①省力：提重物时，重物越靠近身体越省力；②获得速度；③防止损伤：人体杠杆大都属于第三类杠杆，当阻力过大时易引起运动杠杆各环节的损伤。

【脊髓的生物力学】

【考点1】●脊神经根与周围神经的不同：脊神经根只在近神经节处才有一薄层神经外膜，而外周神经有较厚的神经外膜。脊神经由神经纤维和胞体组成，而外周神经只由神经纤维组成。

【考点2】●脊神经仅能被牵拉15%～23%，直腿抬高试验时脊神经可在神经根管内滑动2～5mm。

【制动对机体的影响】

【考点1】制动的3种类型：卧床休息、局部固定、肢体和躯体神经麻痹或瘫痪。

【考点2】对肌肉系统的影响。

1.力学特性：若肌肉是在被拉长的情况下固定，其萎缩和肌肉收缩力下降的程度要轻一些。若在膝关节伸直位固定时，股四头肌产生的萎缩要比腘绳肌明显，因为在此体位下，腘绳肌处于拉伸状态而股四头肌处于缩短状态。

2.肌肉形态：早期变化是萎缩，即整个肌肉重量下降。重量的下降是非线性的，早期下降最快，呈指数下降趋势。

3.代谢：肌肉蛋白质的合成速率下降，肌肉对胰岛素的敏感性降低，皮质类固醇的水平升高。

【考点3】对骨关节系统的影响。

1.对骨骼的影响：开始时骨吸收加快，特别是骨小梁的吸收增加，骨皮质吸收也很明显；稍后则吸收减慢，但持续时间很长。常规X线片不能观察到早期的骨质疏松，骨密度下降40%时才有阳性发现。

2.对韧带的影响：关节周围韧带的刚度降低，强度下降，能量吸收减少，弹性模量下降，肌腱附着点处变得脆弱，韧带易于断裂。

【考点4】对心血管系统的影响。

1.对基础心率的影响：基础心率增加，舒张期缩短，减少冠状动脉血流灌注。长期卧床者，即使从事轻微的体力活动也可能导致心动过速。

2.对血流和血容量的影响：直立姿势时血液流向下肢，卧位时血液流向肺和右心，使中心血容量增加，利尿素释放增加，尿量增加，导致血浆容积减少。血容量减少，血细胞比容增高，血液黏滞度显著增加；静脉血管容量增加，血流速度减慢；血小板凝聚力和血纤维蛋白原水平提高，导致静脉血栓形成的概率增加。

3.长期卧床的患者易发生直立性低血压，其发生机制：①由于重力的作用，血容量从中心转到外周，即血液由肺和右心转向下肢；②交感肾上腺系统反应不良，不能维持正常血压。

4.直立性低血压的表现：面色苍白，出汗，头晕，收缩压下降，心率加快，脉压下降，重者发生晕厥。

【考点5】对呼吸系统的影响：呼吸肌肌力下降，胸廓外部阻力加大，弹性阻力增加，肺的顺应性变小，肺活量明显下降。肺栓塞是下肢静脉血栓形成的并发症。

【考点6】●对中枢神经系统的影响：患者产生焦虑、抑郁，或出现感情淡漠、易怒、攻击行为等。认知能力下降，判断力、解决问题的能力、学习能力、记忆力、协调力、精神运动能力、警觉性等均有障碍。

【考点7】对消化系统的影响：胃液分泌减少，胃内食物排空速率减慢，食欲下降，产生低蛋白血症。胃肠蠕动减弱，引起排便困难，造成便秘。

【考点8】对泌尿系统的影响：抗利尿激素分泌减少，排尿增加，随尿排出的钾、钠、氮均增加，产生高钙血症，血中多余的钙又经肾排出，产生高钙尿症。卧床1～2日尿钙开始增高，5～10日尿钙显著增高。尿排出的钙磷增加、尿潴留、尿路感染是尿石症形成的三大因素。高钙尿症和高磷尿症为结石形成提供了物质基础。

【考点9】●对代谢与内分泌的影响。

1.负氮平衡：抗利尿激素分泌减少，产生多尿，尿氮排出增加，出现低蛋白血症、水肿和体重下降。氮排出增加开始于制动的第4～5日，在第2周达到高峰。卧床3周所造成的负氮平衡可在1周左右恢复，但卧床7周造成的负氮平衡需要7周才可恢复。

2.水电解质改变：在骨折固定或牵引而长期卧床的儿童中，高钙血症的发生率可达50%。卧床休息约4周可发生症状性高钙血症。早期症状表现为食欲减退、腹痛、便秘、恶心和呕吐，进行性神经体征为无力、低张力、情绪不稳、反应迟钝，最后发生昏迷。

【运动生化】

【考点1】代谢：是生物体内所发生的用于维持生命的一系列有序的化学反应的总称，需要酶的催化。代谢过程分为分解代谢和合成代谢。

【考点2】代谢的调控通过关键限速酶的活性调节来实现，调控有两个水平：①细胞内水平，由代谢底物、产物来完成；②整体水平，通过**神经内分泌系统**来实现。

【考点3】**糖酵解**：是细胞在**无氧条件**下，在细胞质中分解葡萄糖生成**丙酮酸**的过程，并**伴有少量ATP的生成**。糖酵解过度，产生过多**乳酸**，可致酸中毒。

【考点4】有氧氧化。

1.有氧氧化：在有氧条件下，葡萄糖氧化分解成二氧化碳和水，是**糖分解代谢的主要方式**。其包括氧化阶段和三羧酸循环。

2.三羧酸循环（柠檬酸循环/Krebs循环）：有氧氧化始于**乙酰CoA**，是机体获能的主要方式。三羧酸循环是**糖、脂肪和蛋白质**三种物质在体内彻底氧化的共同代谢途径，人体内**2/3的有机物**是通过三羧酸循环而被分解的。

【考点5】糖醛酸代谢：在**肝脏和红细胞**中进行。

【考点6】●糖的细胞运转（葡萄糖不能直接扩散进入细胞）。

1.与Na^+共运转，是**耗能逆浓度梯度**转运，主要发生在小肠黏膜细胞、肾小管上皮细胞等部位。

2.通过细胞膜上特定转运载体将葡萄糖转运入细胞内，是**不耗能顺浓度梯度**的转运。

【考点7】运动的能量代谢：运动时能量代谢体系由两种代谢过程（**无氧运动过程和有氧运动过程**）和三个供能系统（**磷酸原系统、糖酵解系统和有氧氧化系统**）组成。

【考点8】运动与糖代谢：60分钟以上的运动，来自糖的能量占总消耗能量的**50%～90%**。**有氧氧化**是糖分解的重要途径。短时间运动时，糖酵解供能越多，运动能力就越强。有氧氧化是**长时间大强度运动**的重要能量来源。

【考点9】肌糖原是运动中的主要能源，运动强度越大，肌糖原利用越多。外源性葡萄糖不能代替肌糖原。$50\%VO_{2max}$强度时，摄入的葡萄糖才能取代肌糖原为活动肌肉利用。

【考点10】●肌肉收缩时可产生乳酸，乳酸的清除率随着乳酸浓度的升高而相应地加快，运动可以加速乳酸清除。

【考点11】●运动时糖异生的意义：①维持运动中血糖的稳定；②有利于乳酸利用；③促进脂肪的氧化分解供能和氨基酸代谢。

【考点12】红细胞的唯一能量来源：成熟的红细胞没有线粒体，不能进行有氧氧化，主要通过糖酵解途径获能（85%～95%），极少数部分通过磷酸戊糖途径（5%～10%）。

【考点13】升高血糖的激素包括肾上腺素、胰高血糖素、糖皮质激素、生长激素；降低血糖的激素有胰岛素。

【考点14】交感神经：促进肝糖原分解和糖异生增强，具有升高血糖的作用。

【脂肪代谢】

【考点1】●血脂。

1.血浆中的脂类统称血脂，包括甘油三酯、磷脂、胆固醇和非酯化脂肪（游离脂肪酸），分为脂肪（甘油三酯）和类脂。

2.类脂：包括磷脂、糖脂和胆固醇。

【考点2】甘油三酯：是人体内含量最多的脂类，肝脏、脂肪等组织可合成甘油三酯，并贮存在脂肪中。

【考点3】肝和肌肉是脂肪氧化最活跃的组织，氧化形式主要是β-氧化，运动时间＜30分钟时，主要是糖供能，运动时间＞30分钟时，主要是脂肪供能。

【考点4】●脂蛋白包括高密度脂蛋白（HDL）、低密度脂蛋白

（LDL）、极低密度脂蛋白（VLDL）及乳糜微粒（CM），其中含胆固醇最高的是LDL（50%），含TG最多的是CM（88%），其次是VLDL（54%）。

【考点5】运动时脂肪的供能形式。①脂肪酸氧化：是主要的功能形式；②酮体；③糖异生：在肝脏细胞中，甘油作为非糖类物质异生为葡萄糖，维持血糖水平。

【考点6】●运动与游离脂肪酸：血脂的主要成分是血浆TG和血浆胆固醇，耐力运动能显著减缓老年性血浆TG浓度的上升趋势。高血脂者参加有氧运动，可明显降低血浆TG。

【蛋白代谢】

【考点1】●氨基酸的主要功能是合成蛋白质。

【考点2】●氨基酸的来源。

1.外源性：食物蛋白消化吸收，以氨基酸的形式通过血液循环运到全身各组织。

2.内源性：机体蛋白质在酶的作用下，分解为氨基酸；机体还能合成部分氨基酸。

【激素】

【考点1】●激素的作用方式：①远距分泌；②旁分泌；③自分泌；④神经分泌。

【考点2】●激素分类。

1.含氮激素。①蛋白质激素：胰岛素、甲状旁腺激素等；②肽类：神经垂体激素、降钙素、胰高血糖素等；③胺类：肾上腺素、去甲肾上腺素、甲状腺素。

2.类固醇激素：肾上腺皮质激素、性激素。

【水与电解质】

【考点1】体液。

1. 体液：主要成分是水和电解质。

2. 细胞内液：男性约占体重的40%，女性约占体重的35%。绝大部分细胞内液存在于骨骼肌群。

3. 细胞外液：约占体重的20%。细胞外液又分为血浆和组织间液。血浆量约占体重的5%，组织间液约占15%。

【考点2】●体液平衡的调节：机体主要通过肾来调节体液的平衡，保持内环境稳定。肾的调节功能受神经和内分泌反应的影响。

【考点3】●酸碱平衡的维持：正常人的体液的缓冲系统、肺的呼吸和肾的调节作用使血清pH保持在7.35～7.45。

【考点4】●水、电解质失调。

1. 容量失调：体液量等渗性减少或增加，引起细胞外液量改变，发生缺水或水过多。

2. 浓度失调：细胞外液水分的增减导致渗透压改变，如低钠血症或高钠血症。

3. 成分失调：细胞外液离子浓度改变，但不明显改变细胞外液的渗透压，例如，酸中毒或碱中毒、低钾血症或高钾血症以及低钙血症或高钙血症等。

【肌肉运动的神经控制】

【考点1】保护反射（屈肌反射）：肢体受到伤害刺激时，受刺激的肢体出现屈曲反应，关节的屈肌收缩，伸肌松弛。

【考点2】牵张反射：指有神经支配的骨骼肌在受到外力牵拉而伸长时，能产生反射反应使受牵拉的肌肉收缩。此反射对维持骨骼肌的张力，维持直立姿势非常重要。临床上刺激肌腱、骨膜、肌肉引起的反射均属牵张反射。

【考点3】不随意运动：由**锥体外系和小脑系统对横纹肌的不随意收缩**来调节。可维持肌张力，管理骨骼肌肉的协调运动，保持正常的体态姿势，促使伴随运动的顺利进行。

【考点4】运动控制。①反射性运动：形式固定，反应迅速，**不受意识控制**。在**脊髓水平**控制完成；②模式化运动：有固定的运动形式、有节奏和连续性的运动，**受意识控制**；③意向性运动：整个运动过程均**受主观意识控制**，是有目的的运动。运动的学习过程有认知相、联合相、自动相。

<table>
<tr><td>第四章</td><td>生理学</td></tr>
</table>

【细胞生理】

【考点1】 细胞膜：具有屏障作用、跨膜物质转运、跨膜信息传递和能量转换功能。膜结构中的脂质分子层起屏障作用，膜中的特殊蛋白质与物质、能量和信息的跨膜转运或转换有关。

【考点2】 细胞膜由脂质、蛋白质和糖类等物质组成。一般以蛋白质和脂质为主，糖类只占极少量。膜的分子结构呈流体镶嵌模型。

【考点3】 单纯扩散：指脂溶性物质从高浓度区域向低浓度区域转运。人体中氧和二氧化碳等气体分子靠此方式进行转运。

【考点4】 易化扩散：指不溶于脂质或溶解度甚小的物质，在特殊蛋白质分子的"协助"下由高浓度一侧通过膜向低浓度一侧移动。葡萄糖和某些氨基酸通过载体进行易化扩散，Na^+、K^+、Ca^{2+}等带电的离子由离子通道介导进行易化扩散。

【考点5】 主动转运：指细胞通过本身的某种耗能过程将某种物质的分子或离子由膜的低浓度一侧移向高浓度一侧的过程，是人体最重要的物质转运形式。此类转运有钠泵、钙泵、H^+-K^+泵等。这些泵蛋白以直接分解ATP为能量来源。

【考点6】 ●继发性主动转运：肠道和肾小管上皮细胞对葡萄糖、氨基酸等物质的吸收，神经末梢处被释放的递质分子的再摄取，甲状腺细胞特有的聚碘作用等。

【考点7】 出胞见于细胞的分泌活动，如内分泌腺把激素分泌到细胞外液中。

【考点8】入胞指细胞外某些物质团块进入细胞的过程。

【考点9】细胞的兴奋性是细胞在受刺激时产生动作电位的能力。

【考点10】刺激引起组织细胞的兴奋需要下列3个参数达到临界值：刺激强度、刺激持续时间以及刺激强度对于时间的变化率。

【考点11】阈强度（阈刺激）：引起组织兴奋，即产生动作电位所需的最小刺激强度。比阈强度弱的刺激称阈下刺激。阈下刺激只能使细胞发生低于阈电位值的去极化，不能引起兴奋或动作电位。

【考点12】绝对不应期：可兴奋组织在接受前一刺激而兴奋后的极短时间内，无论再受到多么强大的刺激，都不能再产生兴奋。

【考点13】相对不应期：在绝对不应期之后，第二个刺激有可能引起新的兴奋，但使用的刺激强度必须大于该组织正常的阈强度。

【考点14】静息电位：指细胞未受刺激时存在于细胞膜内外两侧的电位差。

【考点15】极化：静息电位存在时膜两侧所保持的内负、外正状态。

【考点16】超极化：当静息时膜内外电位差的数值向膜内负值加大的方向变化。

【考点17】去极化（除极化）：膜内电位向负值减少的方向变化。

【考点18】复极化：细胞先发生去极化，再向正常安静时膜内所处的负值恢复。

【考点19】动作电位。

1.定义：细胞膜受刺激后在原有的静息电位基础上发生的一次膜两侧电位的快速倒转和复原，即先出现膜的快速去极化，后出现复极化。动作电位或锋电位的产生是细胞兴奋的标志。

2.特点：同一细胞上动作电位大小不随刺激强度和传导距离而改变的现象，称"全或无"现象。

【循环】

【考点1】 心动周期：指**心脏一次收缩和舒张活动的时间**。其持续时间与心跳频率有关。成年人心率平均每分钟75次，每个心动周期持续**0.8秒**。心室舒张的前0.4秒期间，心房也处于舒张期，这一时期称**全心舒张期**。

【考点2】 心排血量。

1.每搏输出量：指**一次心跳一侧心室射出的血液量**。

2.每分输出量：是**心率与每搏输出量的乘积**。左右两心室的输出量基本相等。

3.心指数：指以**单位体表面积（m^2）计算的心输出量**。

4.射血分数：指**每搏输出量占心室舒张末期容积的百分比**。健康成年人射血分数为**50%～75%**。

【考点3】 控制心肌收缩能力的主要因素是**活化横桥数**和**肌凝蛋白的ATP酶活性**。

【考点4】 心率受体温的影响：体温升高1℃，心率**增加12～18次**。

【考点5】 心脏泵功能储备。

1.健康成年人静息状态下心率为**每分钟75次**，搏出量约为70mL，心排血量为**5L左右**。剧烈运动时心率可达每分钟180～200次，搏出量可增加到150mL左右，心排血量可达25～30L，为**静息时的5～6倍**。

2.最大输出量：指**心脏每分钟射出的最大血量**。

【考点6】 弹性贮器血管：指**主动脉、肺动脉主干及其发出的最大分支**。这些血管管壁坚厚，**富含弹性纤维**，有明显的可扩张性和弹性。

【考点7】 分配血管：指从弹性储器血管以后到分支为小动脉前的动脉管道，其功能是**将血液输送至各器官组织**。

【考点8】 毛细血管。

1.前阻力血管：小动脉和微动脉的管径小，对血流的阻力大。

2.毛细血管前括约肌：是真毛细血管起始部的平滑肌。其可决定某一时间内毛细血管开放的数量。

3.交换血管：指真毛细血管，是血管内血液和血管外组织液进行物质交换的场所。

4.后阻力血管：指微静脉。

【考点9】容量血管：指静脉，在血管系统中起血液贮存库的作用。

【考点10】血压：指血管内的血液对于单位面积血管壁的侧压力。其形成因素：①心血管系统充盈；②心脏射血；③大动脉回缩；④心动周期；⑤毛细血管阻力。

【考点11】动脉血压：指主动脉压。由于在大动脉中血压降落很小，故通常在上臂测得的肱动脉压代表主动脉压。我国健康青年人在安静状态时的收缩压为100~120mmHg（1mmHg≈133.32pa），舒张压为60~80mmHg，平均动脉压为100mmHg。

【考点12】静脉血压：右心房作为体循环的终点，血压最低，接近零。通常将右心房和胸腔内大静脉的血压称中心静脉压，各器官静脉的血压称外周静脉压。中心静脉压的高低取决于心脏射血能力和静脉回心血量之间的相互关系，它是反映心血管功能的指标。

【考点13】影响血压的因素。①心脏每搏输出量：若每搏输出量增大，收缩期动脉血压显著升高；②心率；③外周阻力：外周阻力加大，舒张压升高；④主动脉和大动脉的弹性贮器作用：老年人的动脉管壁硬化，大动脉弹性贮器作用减弱，脉压增大；⑤循环血量和血管系统容量的比例。

【考点14】单位时间内的静脉回心血量取决于外周静脉压和中心静脉压的差，以及静脉对血流的阻力。

【考点15】微循环是微动脉和微静脉之间的血液循环。血液循环最根本的功能是进行血液和组织之间的物质交换，这均需在微循环中实现。

【考点16】●组织液是血浆滤过毛细血管壁而形成的液体，其取决于4个因素：毛细血管压、组织液静水压、血浆胶体渗透压和组织液胶体渗透压。

【呼吸】

【考点1】呼吸运动。

1.吸气运动：吸气是主动过程。吸气肌主要是膈肌。

2.呼气运动：腹肌是主要的用力呼气肌。平静呼吸时呼气是被动的。

【考点2】肺内压是肺泡内的压力。

【考点3】通气阻力。

1.阻力增高是临床上肺通气障碍最常见的原因。

2.肺通气阻力有两种：①弹性阻力（肺和胸廓的弹性阻力），是平静呼吸时的主要阻力，占总阻力的70%；②非弹性阻力：包括气道阻力（最主要）、惯性阻力和组织的黏滞阻力，占总阻力的30%。

【考点4】潮气量（VT）：每次呼吸时吸入或呼出的气量。平静呼吸时，潮气量为400~600mL，一般以500mL计算。

【考点5】●潮气量分为两部分。①肺泡通气量（VA）：进入肺泡进行气体交换的气体；②无效腔通气量（VD）：并不进入肺泡，只存在于呼吸道解剖无效腔内的气体。无效腔通气量和潮气量的比值（VD/VT）表示肺泡通气效率，正常值接近0.3。

【考点6】残气量：最大呼气末尚存留于肺中不能再呼出的气量。正常成人为1000~1500mL。

【考点7】深吸气量：从平静呼气末做最大吸气时所能吸入的气量，是潮气量和补吸气量之和，是衡量最大通气储备的重要指标。

【考点8】功能残气量：平静呼气末尚存留于肺内的气量，是残气量和补呼气量之和。正常成年人约为2500mL。

【考点9】肺活量：最大吸气后呼出的最大气量，是潮气量、补吸气量和补呼气量之和。正常成年男性平均为3500mL，女性为2500mL。

【考点10】时间肺活量（用力呼气量）：是单位时间呼出的气量占肺活量的百分数。这是一个动态指标，反映肺活量容量和呼吸道阻力变化，是评定肺通气功能的较好指标。

【考点11】每分通气量：是每分钟进肺或出肺的气体总量，等于呼吸频率乘以潮气量。

【考点12】解剖无效腔：每次吸入的气体，留在从上呼吸道至呼吸性细支气管以前的呼吸道内的气体，它们不参与肺泡与血液之间的气体交换，其容积约为150mL。

【考点13】肺泡无效腔：进入肺泡内的气体因血流在肺内分布不均而未能与血液进行气体交换，未能发生气体交换的这一部分肺泡容量。

【考点14】生理无效腔：肺泡无效腔与解剖无效腔的合称。健康人平卧时生理无效腔等于或接近于解剖无效腔。

【考点15】●影响肺气体交换的因素。

1.呼吸膜的厚度：气体扩散速率与呼吸膜厚度成反比。

2.呼吸膜的面积：气体扩散速率与扩散面积成正比。

3.通气/血流比值：通气/血流比值是指每分钟肺泡通气量（VA）和每分钟肺血流量（Q）之间的比值（VA/Q），正常成年人安静时该比值约为0.84。

【考点16】血液中的O_2以溶解的（占1.5%）和结合的（占98.5%）两种形式存在。O_2的结合形式是氧合血红蛋白（HbO_2）。

【考点17】氧离曲线：指PO_2与Hb氧结合量或Hb氧饱和度关系的曲

线。**温度升高，氧离曲线右移，促使O_2释放**；温度降低，氧离曲线左移，不利于O_2的释放。

【考点18】呼吸商（RQ）：指**二氧化碳排出量与氧摄取量**的比值。日常以食用碳水化合物为主的饮食时，其比值相当于**0.8**。

【考点19】呼吸节律产生于**下位脑干**。

【内分泌】

【考点1】胰岛细胞。①胰岛 α 细胞：占胰岛细胞的20%，分泌**胰高血糖素**；②胰岛 β 细胞：占胰岛细胞的60%～70%，分泌**胰岛素**。

【考点2】胰岛素是**促进合成代谢、调节血糖稳定**的主要激素。

【考点3】甲状腺激素合成的原料是**碘和甲状腺球蛋白**。

【考点4】●甲状腺功能的调节：主要受**下丘脑与垂体的调节**。下丘脑、垂体和甲状腺组成下丘脑—垂体—甲状腺轴。甲状腺还可进行一定程度的**自身调节**。

【考点5】甲状旁腺：分泌甲状旁腺激素与**甲状腺C细胞分泌的降钙素**以及1，25-二羟维生素D_3。甲状旁腺的分泌主要受血浆钙浓度变化的调节。降钙素的作用是**降低血钙、血磷**，其靶器官是**骨**。

【考点6】肾上腺皮质激素：分为**盐皮质激素、糖皮质激素**和**性激素**。球状带细胞分泌盐皮质激素，主要是**醛固酮**；束状带细胞分泌糖皮质激素，主要是**皮质醇**；网状带细胞主要分泌**性激素**，也能分泌少量的糖皮质激素。

【考点7】盐皮质激素：主要为**醛固酮**。醛固酮可促进肾远曲小管及集合管**重吸收钠、水和排出钾**。醛固酮分泌过多时，使钠和水潴留，可引起**高血钠、高血压**和**低血钾**。

【考点8】嗜铬细胞可分泌**肾上腺素**和**去甲肾上腺素**，均为**儿茶酚胺激素**。

【泌尿】

【考点1】抗利尿激素（血管升压素）：主要作用是**提高远曲小管和集合管上皮细胞对水的通透性**，从而增加水的重吸收，使尿液浓缩，尿量减少（抗利尿）。调节抗利尿激素的主要因素是**血浆晶体渗透压**和**循环血量、动脉血压**。

【考点2】●**第2~4骶神经**组成阴部神经，支配**尿道外括约肌**。

【消化】

【考点1】消化：是食物**在消化道内被分解为小分子**的过程，分为机械性消化和**化学性消化**。

【考点2】消化液：由**有机物、离子**和**水**组成。其主要功能：①稀释食物，使之**与血浆的渗透压相等**，以利于吸收；②**改变消化腔内的pH**，使之适应于消化酶活性的需要；③水解复杂的食物成分；④通过分泌黏液、抗体和大量液体，保护消化道黏膜，防止物理性和化学性的损伤。

【考点3】●运动对胃的影响：运动强度增加，胃酸分泌显著**减少**。但人体出现慢性十二指肠球部溃疡时，即使按**50%的最大强度**，在运动中或休息期也会出现**高酸性反应**。

【慢性疼痛】

【考点1】痛觉感受器。

1.按性质分类。①疼痛感受器（伤害性感受器）：主要为Aδ纤维和C纤维的神经末梢；②冷感受器：**Krause小体**；③热感受器：**Ruffini终端**；④触觉感受器：Meissner小体、Merkel盘（感受精细触觉）。

2.按部位分类。①表层痛感受器：分布在皮肤和体表黏膜的游离神经末梢，浅在于**皮肤的表皮、真皮和毛囊、黏膜**等处；②深层痛感受器：分布于肌膜、关节囊、韧带、肌腱、肌肉、血管壁等处，疼痛较为深在；③内脏痛感受器：分布于内脏器官的被膜、腔壁、组织间及进入内脏器官组织的脉管壁上。

【考点2】●伤害性感受器致痛物质的激活。①直接溢出；②局部合成；③自身释放：由伤害性感受器本身释放的致痛物质是P物质。

【考点3】痛觉的初级中枢是脊髓背角。

【考点4】疼痛的皮质下中枢。①丘脑：是最重要的痛觉整合中枢。丘脑外侧核群神经元的反应具有躯体定位和痛觉分辨能力；②脑干网状结构：参与疼痛过程。

【考点5】●疼痛的高级中枢。

1.第一感觉区（SⅠ）：中央后回的1、2、3区，为疼痛的感觉分辨区。

2.第二感觉区（SⅡ）：中央后回的最下部、中央前回与岛叶之间的区域，与内脏疼痛有关。

3.第三感觉区（SⅢ）：中央前回，接受丘脑的纤维投射，参与深感觉的分辨和疼痛反应活动。

4.边缘系统：参与内脏疼痛和心理性疼痛。

【考点6】疼痛分类。

1.表层疼痛：在皮肤和躯体黏膜的痛觉，主要以Aδ纤维传导，其定位准确、分辨清晰，属于快痛或锐痛。

2.深层疼痛：皮质以内的深层组织，如关节、肌肉等部位的疼痛，以C纤维传导为主，其疼痛较为弥散，分辨较差，以钝痛为主。

3.内脏疼痛：以C纤维传导，定位不准确，较为弥散，牵拉、缺血、炎症等刺激可加重疼痛。

4.中枢疼痛：致痛源在中枢神经系统，是严重的顽固性疼痛。

【考点7】●疼痛的调控机制。①闸门学说：1965年提出；②GABA能和阿片肽能神经元的节段性调控；③下行调控通路；④内源性镇痛机制；⑤认知调控。

【考点8】疼痛引起的内脏反应：是以自主神经症状为表现，引起一系列器官、组织的反应，包括心率加快、血压升高、恶心、呕吐等。

第五章　神经生理学

【神经细胞与突触】

【考点1】神经系统的功能单位是神经细胞（神经元），指一个神经细胞的胞体及其所有突起（轴突和树突）。

【考点2】神经组织的间质细胞是神经胶质细胞。神经胶质细胞与细胞间液共同构成神经元生存的微环境。

【考点3】●神经元的原发主动转运系统是一种排Na^+蓄K^+的Na^+-K^+泵，其排Na^+蓄K^+的过程需要ATP。

【考点4】突触由突触前成分、突触后成分和突触间隙组成。

【考点5】突触类型：①化学性突触；②电突触；③混合性突触。哺乳动物的突触均为化学性突触，鱼类和两栖类的突触为电突触。

【考点6】电突触（缝隙连接）：突触前、后膜厚度基本相等。缝隙连接是细胞间电活动由一个细胞直接传导到另一个细胞的低电阻通路。

【考点7】化学性突触在神经系统中最常见。其根据神经元的不同部位参与构成突触前后成分的不同分为：轴-树、轴-体、轴-轴、树-树、树-体、树-轴、体-树、体-体、体-轴9种类型突触，其中前3种最常见，其他类型少见。

【考点8】化学性突触传递特征。①单向传递原则；②突触延搁：其长短可以通过在突触后记录动作电位的方法精确地测定出来，一般为0.5～0.9ms；③突触传递的易疲劳性；④空间和时间的总和；⑤对内环境变化的敏感性；⑥对某些药物的敏感性。

【细胞的生物电现象】

【考点1】动作电位是膜受刺激后在原有的静息电位基础上发生的一次膜两侧电位的快速而可逆的倒转和复原。在神经纤维中，它一般在0.5～2.0ms内完成。

【考点2】动作电位或锋电位的产生是细胞兴奋的标志，它只在刺激满足一定条件或在特定条件下刺激强度达到阈值时才能产生。

【考点3】K^+平衡电位达到的数值，是由膜两侧原初存在K^+浓度差的大小决定的。

【考点4】局部兴奋的基本特性：①不是"全或无"的，是随着阈下刺激的增大而增大；②不能在细胞膜上进行远距离的传播；③可以互相叠加。

【正常发育】

【考点1】 生长发育的一般规律。

1. **不平衡性**：小儿年龄越小，生长发育速度越快。小儿生长发育的两个高峰期是婴儿期和青春期。

2. **渐进性**：生长发育呈由头到尾、由近到远、由粗到细、由动到静的规律。由头到尾指发育的次序从头逐渐向下肢进行，例如，在动作发育上先抬头。

3. **个体差异性**：差异随年龄的增长而更加显著。影响个体差异的因素包括遗传和环境。

【考点2】 脑发育。

1. **最早发育**：在胎儿期，中枢神经系统的发育领先于其他系统，尤其脑的发育最迅速。

2. **重量**：5岁时已接近成人脑重。生后脑重量的增加主要是因为神经细胞体的增大和树突的增多、加长，以及神经髓鞘的形成和发育。

3. **神经髓鞘**：其形成和发育在4岁左右完成，在此之前（尤其在婴儿期），小儿注意力不易集中，易疲劳。

4. **皮质下中枢及皮质中枢**：出生时大脑皮质及新纹状体发育尚未成熟，故出生时的活动主要由皮质下系统调节。3～4个月前的婴儿肌张力较高，Kernig征可为阳性，2岁以下小儿Babinski征阳性可为生理现象。

【考点3】 脊髓的发育：髓鞘由上向下逐渐形成，是成熟的重要标志。胎儿期脊髓下端在第2腰椎下缘，4岁时上移至第1腰椎。

【考点4】原始反射：中枢位于脊髓、延髓和脑桥。多在2～6个月内消失。常见的原始反射有拥抱反射、吸吮反射、觅食反射、手握持反射、足握持反射、阳性支持反射、侧弯反射、紧张性颈反射和紧张性迷路反射。

【考点5】立直反射（调正反射）：中枢位于中脑和间脑，大部分在原始反射消失后出现，7～12个月时最明显；部分反射在5岁时消失，大部分终生存在。其包括颈、躯干、迷路、视性立直反射和降落伞反射。6个月婴儿应出现降落伞反射。

【考点6】坐位前方、侧方、后方平衡反射的出现时间分别为生后6个月、8个月、10个月。立位前方、侧方、后方平衡反射的出现时间分别为生后12个月、18个月、24个月。

【考点7】3个月以上小儿手掌屈角应大于45°，腘角为90°～130°，股角应大于70°。

【考点8】视感知发育：新生儿对强光具有瞬目动作。其发育阶段可以分为：①视觉信息反馈处理阶段（出生～2个月）；②物体辨别阶段（3～6个月）；③精细辨别物体阶段（7个月后）。

【考点9】听感知发育：3～4个月时头可转向声源，12个月时能听懂自己的名字，18个月时能区别犬吠声与汽车喇叭声，4岁时听觉发育已经完善。

【考点10】味觉发育：出生时味觉发育已很完善，4～5个月时对食物的微小改变已很敏感，是味觉发育的关键时期。

【考点11】新生儿的触觉高度灵敏，特别敏感的部位是嘴唇、手掌、脚掌、眼睑等处。

【考点12】运动的发育规律：从泛化到集中、从上到下、从近到远。

【考点13】认知过程是最基本的心理过程，包括注意、知觉、表象、记忆、思维等。

【考点14】注意的发育：注意是认知过程的开始，分无意注意和有意注意。3岁前的注意属于无意注意，3岁后开始发展有意注意。

【考点15】记忆的发育：记忆形式分为再认和回忆。根据记忆的内容，记忆分为运动性记忆、情绪性记忆、形象性记忆和言语性记忆4种类型。运动性记忆出现最早。

【异常发育】

【考点1】先天性运动功能障碍：指在分娩结束前造成的运动功能障碍，包括遗传性或分娩期所造成的伤害，如脑性瘫痪、肢体缺如、脊柱裂、髋关节脱位、肌营养不良和遗传性脊髓性肌萎缩症等。

【考点2】后天性运动功能障碍：指外伤、感染或其他原因在儿童期造成的运动功能障碍，如臂丛神经损伤、多发性周围神经炎、急性脊髓灰质炎、颅脑损伤、脑炎及脑膜炎后遗症、脊髓损伤、骨关节损伤和少年类风湿关节炎等。

【考点3】暂时性的运动功能障碍：臂丛神经损伤、吉兰—巴雷综合征以及正常小儿暂时性运动发育落后等。

【考点4】稳定性的运动功能障碍：脑瘫、脊柱裂、肢体残缺、脊髓损伤、脑外伤、外伤后截肢、脊髓灰质炎等。

【考点5】进展性的运动功能障碍：肌营养不良、遗传性脊髓性肌萎缩、少年类风湿关节炎和胶原血管病等。

【考点6】行为问题。

1.生物功能行为问题：遗尿、遗便、多梦、睡眠不安、夜惊、食欲缺乏、过分挑别饮食等。

2.运动行为问题：儿童擦腿综合征、咬指甲、磨牙、吸吮手指、咬或吸衣物、挖鼻孔、咬或吸唇、注意多动障碍、抽动症等。

3.社会行为问题：破坏、偷窃、说谎、攻击等。

4.性格行为问题：惊恐、**害羞**、忧郁、社交退缩、交往不良、违拗、易激动、烦闹、胆怯、**过分依赖**、要求注意、过分敏感、嫉妒等。

5.语言问题：口吃等。

6.男孩的行为问题多于女孩的行为问题。男孩多表现为**运动与社会行为问题**，女孩多表现为**性格行为问题**。

第七章	物理学基础

【电疗法】

【考点1】 电的特性：同性相斥、异性相吸。

【考点2】 电磁波周期（T）：从一个电磁波的起点至下一个电磁波的起点之间的时间，周期计量单位为秒（s）、毫秒（ms）、微秒（μs），其换算公式：1s=1000ms，1ms=1000μs。周期=1/频率，波长=波速/频率。

【考点3】 人体各种组织的导电性不同，分为以下几种类型：①优导体：血清、血浆、血液、淋巴液、脑脊液、胆汁、胃液等；②良导体：肌肉、肝、肾、脑、神经等；③不良导体：干皮肤、结缔组织、脂肪、骨等；④绝缘体：干头发、指甲、牙齿等。

【考点4】 安全电压与电流：在干燥情况下，直流电的安全电压不超过65V，在潮湿情况下直流电的安全电压不超过40V，绝对安全电压为24V，交流电的安全电压不超过36V，井下、坑道、水疗室、泥疗室的绝对安全电压小于12V。50Hz交流电电流在10mA以下，直流电电流在50mA以下。

【考点5】 电泳与电渗：人体蛋白质溶液中，带负电荷的蛋白质向阳极移动为电泳。人体蛋白质溶液中，水向阴极移动为电渗。

【考点6】 介电常数（电介常数）：真空的介电常数为1，空气的介电常数≈1，一般物质的介电常数>1，水的介电常数为81。同一组织在不同频率电场中的介电常数不同。

【光疗法】

【考点1】 光谱分为红外线、可见光、紫外线。可见光由红、橙、黄、绿、青、蓝、紫7种单色光组成，红外线的波长最长，位于红光之外，紫外线的波长最短，位于紫光之外。红外线与紫外线为不可见光。

【考点2】 光的传播定律：各种光在真空中传播速度相同，以 2.97×10^8 m/s 的速度直线传播。在不同介质中光波传播速度不同。

【考点3】 激光的产生是由受激辐射光放大而产生的光。其特点为亮度高、方向性好、单色性好、相干性好。

【超声波疗法】

【考点1】 超声波：是机械振动波，其声波超出人耳听觉界限。人耳能听到的声音频率为0.016～20kHz，频率高于20kHz的声波为超声波。常用的超声波疗法的频率范围是800～3000kHz。

【考点2】 超声波的传播速度：在固体中最快，液体次之，气体最慢。在人体的骨骼中声速最快。

【磁场疗法】

【考点1】 铁磁性物质：磁导率很高，远大于1，如铁、镍、钴及其合金等。

【考点2】 顺磁性物质：磁导率略大于1，能被磁体吸引，如镁、铝、稀土金属、空气等。

【考点3】 抗磁性物质：磁导率小于1，不能被磁体吸引，如铜、铋、硼、锑、水银、玻璃、水等。

【温热疗法与水疗法】

【考点1】 热传递方式有传导、辐射、对流。

【考点2】医用石蜡的熔点为50～60℃，精炼石蜡熔点为52～54℃，沸点为110～120℃。

【考点3】石蜡有很好的可塑性、黏滞性和延展性，随着热能的释放，石蜡逐渐变硬，其体积可缩小10%～20%。

【考点4】水在4℃时密度最大，温度高于或低于4℃时水都会膨胀。

【考点5】水的比重为1，比重大于1的物质在水中下沉，比重小于1的物质可浮于水面。

【考点6】水的特性有表面张力、黏性抵抗、比热和热容量、导热性、对流特性、溶解性。

【心理学过程】

【考点1】 心理过程包括认识过程、情感过程和意志过程。

【考点2】 感觉：是人脑对直接作用于感官的客观事物的个别属性的反映，是最简单的心理现象，是各种复杂的心理过程的基础。感觉分为外部感觉和内部感觉，视觉、听觉、嗅觉、味觉和触觉属于外部感觉。运动觉、平衡觉和机体觉属于内部感觉。

【考点3】 知觉：是人脑对直接作用于感觉器官的客观事物的各种属性的整体反映，是在感觉基础上形成的，是多种感觉的统合，依赖许多皮质区域的协同活动。其具有整体性、恒常性、选择性、理解性和适应性。知觉的一种特殊形态称错觉。

【考点4】 记忆：是人脑对过去经验的反映。根据记忆的内容分为形象记忆、运动记忆、情绪记忆和逻辑记忆；根据记忆材料保持时间的长短分为感觉记忆、短时记忆和长时记忆。

【考点5】 思维：是借助语言、表象或动作实现的、对客观事物的概括和间接的认识，是认识的高级形式。其具有概括性、间接性和对经验的改组等特征。

【考点6】 想象：以记忆表象为基础，作进一步加工和组合的心理活动，并从组织起来的形象系统来对客观事物作出超前反应。其具有形象性和新颖性特征。

【考点7】 注意：是心理活动或意识对一定对象的指向与集中。其特点为指向性、集中性。

【考点8】情绪的基本分类：快乐、愤怒、恐惧和悲哀。

【考点9】个性心理包括个性倾向性与个性心理特征。

【考点10】动机的功能：激发、指向、维持和调节。

【考点11】个性心理特征：①气质（人格结构最基本的成分）；②性格（人最核心的人格差异）；③能力（人格特征的综合表现）。

【心理健康与心理卫生】

【考点1】心理健康的标准：①智力正常；②情绪稳定与愉快（心理健康的重要标志）；③良好的人际关系；④良好的适应能力。

【考点2】不同阶段的心理卫生特点。

1. 儿童期：缺乏控制自己的行为和情绪的能力，容易受外界环境的影响，对各种事物过于敏感。

2. 青少年期：是心理卫生保健最关键的时期。内分泌生理改变突出、自主神经不稳定、情绪易波动。

3. 中年期：是脑力和体力充沛、心理活动活跃和思维丰富的时期。

4. 更年期：由于机体生理功能，特别是内分泌系统功能变动，心理活动不稳定、情绪易脆弱、易伤感、易于敏感、易激动等。

5. 老年期：容易产生老年精神障碍。此期心理卫生保健措施需要加强。

第九章 微生物和免疫基础

【微生物】

【考点1】微生物分类。

1.真核细胞型：细胞核分化程度较高，有核膜、核仁和染色体，胞质内有细胞器，如真菌、原虫。

2.原核细胞型：细菌、螺旋体、支原体、立克次体、衣原体和放线菌。

3.非细胞型：没有典型的细胞结构，如病毒、亚病毒、朊粒。

【考点2】构成病原菌毒力的主要因素是侵袭力和毒素。

【考点3】链球菌根据细胞多糖抗原不同分为20个族，对人致病的属于A族（化脓性链球菌）。

【考点4】●肠道病毒包括脊髓灰质炎病毒、柯萨奇病毒、埃可病毒、新型肠道病毒。

【免疫基础】

【考点1】免疫类型。

1.非特异性免疫：又称固有（天然）免疫。其特点：①先天具有；②无特异性；③无记忆性；④作用快而弱。

2.特异性免疫：又称获得性免疫、适应性免疫。其特点：①后天获得；②有特异性；③有记忆性；④作用慢而强。

【考点2】抗原（Ag）：能诱导免疫系统产生免疫应答，并能与所产生的抗体或效应细胞在体内外发生特异性反应的物质。

【考点3】中枢免疫器官。①骨髓：是各类免疫细胞的发源地，是B淋巴细胞分化成熟的场所和再次体液免疫应答发生的场所；②胸腺：是T

淋巴细胞分化成熟的场所，可产生胸腺激素，胸腺激素可促进T细胞分化成熟。

【考点4】免疫细胞有造血干细胞、淋巴细胞（T细胞、B细胞、NK细胞等）、单核吞噬细胞、内皮细胞、上皮细胞、粒细胞、肥大细胞、血小板、红细胞等。

【考点5】IgG。①血清中的主要抗体成分；②出生后3个月开始合成，3～5岁接近成人水平；③唯一能通过胎盘的Ig；④具有活化补体经典途径的能力；⑤具有调理作用；⑥参与Ⅱ型、Ⅲ型超敏反应和某些自身免疫病。

做题是巩固知识的必要环节，能有效提升通过率。

易哈佛CEO：小麦

微信扫描二维码
进入 VIP 题库做题

第二篇 相关专业知识

第一章 影像学

【X线基础与诊断】

【考点1】X线成像相关特性：①穿透性是X线成像的基础；②荧光效应是X线透视检查的基础；③感光效应是X线摄影的基础；④电离效应是放射剂量学和数字化探测器成像的基础；⑤生物效应是放射治疗学的基础，也是进行X线检查时需要注意防护的原因。

【考点2】不同人体组织结构根据密度的高低及其对X线吸收的不同分为以下几类。①高密度：骨骼和钙化，显示白色；②中等密度：肌肉、内脏、结缔组织、软骨和液体等，显示灰白色；③低密度：脂肪和气体，显示灰黑色和深黑色。

【考点3】透视的缺点：影像的对比度和清晰度欠佳，不利于防护和不能留下永久记录。

【考点4】特殊检查包括体层摄影、高千伏摄影、软X线摄影和放大摄影等。

【CT基础与诊断】

【考点1】CT值：水的CT值为0Hu，骨皮质的CT值最高，为+1000Hu，空气的CT值最低，为-1000Hu。

【考点2】薄层扫描：层厚小于5mm。其优点是减少了部分容积效应，能更好地显示病变的细节，用于检查较小的病灶或组织器官。

【MRI基础】

【考点1】目前用于磁共振研究的主要质子是1H、31P、23N等，用于磁共振成像的目前只有1H，因1H在人体内含量最高，且只有一个电子。

【考点2】加权像。

1.T_1加权像（T_1WI）：短TR（350～650ms），短TE（15～30ms）。

2.T_2加权像（T_2WI）：长TR（1500～8000ms），长TE（80～240ms）。

【核医学基础】

【考点1】SPECT是反映放射性核素在体内的分布图，其既反映解剖结构又反映器官的生理和功能。

【考点2】PET能够在体外无创地"看到"活体内的生理和病理的生化过程。

【考点3】PETCT在显示人体的生理和病理的生化过程同时显示人体的解剖结构。

【超声诊断基础】

【考点1】脉冲回声式B型超声图像中的回声分类。

1.强回声组织：骨骼、钙化组织、结石、含气肺等，后方伴声影；血管壁、脏器包膜、瓣膜、肌腱、组织纤维化等，后方不伴声影。

2.中等回声组织：肝、脾、胰实质等。

3.典型低回声组织：脂肪组织。

4.真正的无回声组织：尿液、胆汁、囊肿液、胸腹腔漏出液等。

【考点2】彩色多普勒血流显像。

1.能以不同的颜色表示血流方向，如红色表示血流朝向探头，蓝色表示血流背离探头。

2.能显示各部位的平均（或相对）血流速度的快慢：**色调越明亮，速度越快**，反之则速度越慢。

3.能根据血液动态特点分辨动脉或静脉。

4.受超声入射角影响。

【血液检查】

【考点1】 血红蛋白的正常值：成年男性为120～160g/L，成年女性为110～150g/L，新生儿为170～200g/L。

【考点2】 红细胞的正常值：成年男性为 $(4.0\sim5.5)\times10^{12}$/L，成年女性为 $(3.5\sim5.0)\times10^{12}$/L，新生儿为 $(6.0\sim7.0)\times10^{12}$/L。

【考点3】 红细胞生理变化：①新生儿红细胞比成人多，出生2周后开始减少；②男性在6～7岁时最低，至25～30岁达最高值，30岁后又逐年下降，女性在13～15岁达较高值，以后与男性水平接近；③体力劳动（或运动量较大）者，气候寒冷及高原居民均可增多；④妊娠期相对减少，称生理性贫血。

【考点4】 白细胞包括中性粒细胞、嗜酸性粒细胞、嗜碱性粒细胞、淋巴细胞、单核细胞。

【考点5】 中性粒细胞增多常引起白细胞总数增多。中性粒细胞增多见于各种化脓性细菌所致的急性感染。

【尿液检查】

【考点1】 24小时尿量正常参考区间：成人为1000～2000mL/24h。儿童按每公斤体重计算排尿量，为成年人的3～4倍。

【考点2】 尿量生理性增多：超过2500mL者为多尿，可因饮水过多、静脉输入盐水或葡萄糖、使用利尿剂等。

【考点3】 血尿：当尿沉渣用显微镜观察10个高倍视野，平均红细胞数>3个/HP称为血尿。仅靠显微镜检查出的血尿称为镜下血尿，若1000mL尿液所含血量超过1mL，肉眼所见尿液呈淡红色或红色混浊尿称为肉眼血尿。

【考点4】糖尿病性酮尿：常伴有酸中毒，酮尿是糖尿病性昏迷的前期指标，酮尿出现时多伴有高糖血症和糖尿。

【考点5】尿中大量淋巴细胞或单核细胞的出现，见于肾移植术后及其排斥反应。

【考点6】复合性透明红细胞管型、透明白细胞管型分别是肾出血和肾脏炎症的标志物，复合性透明脂肪管型是肾病综合征的标志物。

【粪便检查】

【考点1】黏液脓血便：细菌性痢疾的大便为黏液脓血便，主要是黏液脓血，可无粪质。阿米巴痢疾粪便呈暗红色果酱样，主要是血，粪质较多，有特殊腥味。溃疡性结肠炎、克罗恩病等常可见黏液脓血便。

【考点2】柏油样便：粪便呈褐色或黑色、质软、富有光泽、隐血试验阳性为柏油样便。上消化道出血50～70mL可出现柏油样便。

【考点3】鲜血便：见于肠道下部出血，如直肠、结肠息肉和肿瘤；肛裂及痔疮等。

【考点4】米泔样便：见于霍乱、副霍乱患者。

【临床生化检查】

【考点1】谷草转氨酶（AST）：正常参考区间为0～40U/L。心肌梗死时，发病6～12小时血清中AST明显增高，18～24小时达到高峰，4～5天恢复正常。

【考点2】肌酸激酶（CK）是诊断急性心肌梗死较好的血清酶。其特点为：①能早期诊断（在发作后4～6小时开始升高，24小时左右达到高峰，2～3天恢复正常）；②诊断效率高；③特异性强；④可判断梗死部位、面积及预后。但对心肌梗死后期诊断价值不大。

【考点3】肌酸激酶同工酶（CK-MB）是急性心肌梗死的主要诊断指标。心肌炎时其活性也增高。

【考点4】心肌蛋白测定（肌钙蛋白T）是用于心肌梗死诊断特异的、高灵敏的标志物。

【考点5】急性胰腺炎发作后4～8小时脂肪酶开始升高，24小时达到高峰，持续时间10～15天。发病后24小时内检测对急性胰腺炎诊断的灵敏度最高。

【考点6】淀粉酶增高。①急性胰腺炎：发作后6～12小时开始升高，12～72小时达峰值，持续3～5天恢复正常。尿淀粉酶于发作12～24小时开始升高，持续3～10天恢复正常；②慢性胰腺炎急性发作。

【考点7】钾（K^+）的正常参考区间：3.5～5.5mmol/L。钠（Na^+）的正常参考区间：135～145mmol/L。

【考点8】乙型肝炎病毒表面抗原（HBsAg）：阳性见于乙型肝炎潜伏期和急性期、慢性迁延性肝炎、慢性活动性肝炎、肝硬化、肝癌和慢性HBsAg携带者。

【考点9】乙型肝炎病毒表面抗体（抗-HBs）：是一种保护性抗体。阳性提示曾感染过HBV现已恢复，且对HBV有一定的免疫力；接种乙肝疫苗后；被动获得抗-HBs。

【考点10】乙型肝炎病毒e抗原（HBeAg）：是传染期出现最多的急性活动期、感染早期标志物。阳性提示患有乙型肝炎，持续阳性者易转变为慢性肝炎（反映有乙肝病毒复制，为传染性标志物）。

【考点11】乙型肝炎病毒e抗体（抗-HBe）：阳性提示HBV部分被清除或抑制，复制减少，传染性降低。

【考点12】乙型肝炎病毒核心抗体（抗-HBc）：是HBcAg的对应抗体。①抗-HBc IgM是机体感染HBV后在血液中最早出现的特异性抗体，是诊断急性乙型肝炎和判断病毒复制活跃的指标，提示患者的血液有强传染性；②抗-HBc IgG阳性高滴度表明患有乙型肝炎，正在感染；低滴度是既往感染过HBV的指标。

【考点13】甲胎蛋白（AFP）：正常参考区间为血清AFP<25μg/L。原发性肝细胞癌患者血清AFP明显升高，一般来说，AFP>300μg/L。

【药理基础】

【考点1】 不同给药途径药物的吸收速度不同，规律是静脉注射＞吸入＞肌内注射＞皮下注射＞口服＞直肠＞贴皮。

【考点2】 不良反应：凡与用药目的无关，并为患者带来不适或痛苦的反应。

【镇痛药】

【考点1】 吗啡。

1.对中枢神经系统的作用：①镇痛作用强，对各种疼痛有效，特别对持续性的慢性钝痛效果好，对神经性疼痛的效果差；②镇静、致欣快作用；③镇咳；④抑制呼吸；⑤催吐；⑥缩瞳。

2.临床应用：①镇痛；②缓解心源性哮喘；③止泻。

3.不良反应：①眩晕、恶心、呕吐、便秘等；②耐受性和依赖性；③急性中毒：会导致呼吸抑制，故老年人、儿童、呼吸系统疾病患者禁用。

【考点2】 哌替啶：人工合成镇痛药，镇痛强度是吗啡的1/10～1/7，常用于镇痛、麻醉前给药、心源性哮喘的辅助治疗、人工冬眠合剂。

【考点3】 解热镇痛抗炎药：是一类化学结构不同，但都可抑制体内前列腺素（PG）合成，具有解热镇痛和消炎、抗风湿作用的药物。

【考点4】 阿司匹林的不良反应：①胃肠道反应；②加重出血倾向；③过敏反应；④水杨酸反应：阿司匹林剂量过大（5g/d）时，可能出现头痛、眩晕、恶心、呕吐、耳鸣、视力与听力减退；⑤瑞氏综合征：严重肝功能不良合并脑病；⑥对肾脏的影响。

【中枢神经用药】

【考点1】 苯妥英钠：是治疗**大发作**和**局限性发作**的首选药。

【考点2】 乙琥胺：是防治**小发作**的首选药。

【考点3】 地西泮：是治疗**癫痫持续状态**的首选药物。

【考点4】 硝西泮：主要用于癫痫小发作，特别是**肌阵挛性发作及婴儿痉挛**等。

【考点5】 丙戊酸钠：是**大发作合并小发作**时的首选药物，对其他药物未能控制的**顽固性癫痫**也有效。

【考点6】 苯二氮䓬类药物过量而中毒者可用**氟马西尼**进行鉴别诊断和抢救。

【抗高血压药】

【考点1】 血管紧张素Ⅰ转化酶抑制药。

1.代表药：**卡托普利**、依那普利等。

2.临床应用：①适用于各型高血压，对**伴有心力衰竭或糖尿病、肾病的高血压**为首选药；②治疗充血性心力衰竭与心肌梗死；③治疗糖尿病性肾病和其他肾病。

【考点2】 β受体拮抗药。

1.普萘洛尔：可作为抗高血压的首选药单独应用。对**心输出量及肾素活性偏高者**疗效较好。

2.阿替洛尔：治疗各种程度高血压，降压作用**持续时间较长**。

3.卡维地洛：治疗轻度、中度高血压或伴**肾功能不全**、糖尿病的高血压患者。

【胰岛素及口服降血糖药】

【考点1】 胰岛素的不良反应：①低血糖，是**胰岛素过量**导致；②过敏反应；③胰岛素抵抗；④脂肪萎缩。

【考点2】阿卡波糖：可降低患者的餐后血糖。其主要不良反应为胃肠道反应。

【外科急性感染】

【考点1】 非特异性感染（**化脓性感染**/一般感染）：**疖、痈**、丹毒、急性乳腺炎、急性阑尾炎等。

【考点2】 特异性感染：**结核病**、破伤风、气性坏疽等。其按病程分类。①急性感染：病程在**3周以内**；②慢性感染：病程**超过2个月**；③亚急性感染。

【考点3】 化脓性感染的致病菌。

致病菌	特点
金黄色葡萄球菌	**脓液稠厚、黄色、不臭**，能引起全身性感染，伴有**转移性脓肿**
溶血性链球菌	脓液稀薄、呈**淡红色**，易引起**败血症**，不并发转移性脓肿
大肠埃希菌	单纯感染大肠埃希菌，脓液**无臭味**，该致病菌常与其他致病菌造成混合感染，脓液稠厚，**恶臭或粪臭**
铜绿假单胞菌	大面积烧伤的创面感染，**脓液呈淡绿色，甜腥臭**
变形杆菌	脓液恶臭

【考点4】 化脓性感染的典型症状：**红、肿、热、痛和功能障碍**。

【考点5】 **波动感**是诊断浅部脓肿的主要依据。

【考点6】 疖和痈。

	疖	痈
致病菌	**金黄色葡萄球菌**、表皮葡萄球菌	金黄色葡萄球菌

	疖	痈
部位	一个毛囊及其所属皮脂腺的急性化脓性感染	多个相邻的毛囊及其所属皮脂腺或汗腺的急性化脓性感染
临床表现	红、肿、痛的小结节，无明显的全身症状；"危险三角区"上唇周围和鼻部的疖易引起化脓性海绵状静脉窦炎	紫红色浸润区，界限不清，伴明显的全身症状
治疗	避免机械性摩擦、搔抓和挤捏，尤其是上唇和鼻部的疖；如有糖尿病者，应调整饮食及接受胰岛素治疗	休息和加强营养；全身症状严重者应进行手术治疗，唇痈患者不宜进行手术治疗

【考点7】 蜂窝织炎和丹毒。

	蜂窝织炎	丹毒
致病菌	溶血性链球菌、金黄色葡萄球菌、厌氧性细菌	β-溶血性链球菌
部位	皮下、筋膜下、肌间隙或深部蜂窝组织的急性弥漫性化脓性感染	皮肤及其网状淋巴管的急性炎症，好发于下肢和面部
临床表现	红肿、剧痛、病变区与正常皮肤无明显分界	鲜红、触痛、灼热、边界清楚和略隆起的硬肿性红斑
治疗	休息及加强营养；切开引流	休息、抬高患肢；全身抗生素治疗；局部物理治疗

【考点8】 阑尾炎。

1.诊断要点：①转移性右下腹痛；②右下腹有固定的压痛区和不同程度的腹膜刺激征；③白细胞总数和中性粒细胞数轻度或中度增多，有核左移现象。

2.治疗原则。①急性单纯性阑尾炎：先进行非手术治疗，如病情发展及时采取手术治疗；②化脓性、穿孔性阑尾炎：立即实施急诊手术；③发病已数日且合并炎性包块的阑尾炎：暂行保守治疗，3～6个月后仍有症状再考虑切除阑尾；④高龄患者、小儿及妊娠期急性阑尾炎：进行急诊手术。

【周围血管和淋巴管疾病】

【考点1】下肢深静脉血栓形成。

1.静脉血栓形成的因素：静脉血流滞缓、静脉壁损伤和血液高凝状态。

2.临床表现。①周围型：为小腿肌肉静脉丛血栓形成，有腓肠肌压痛、足踝部轻度肿胀、Homans征阳性；②中央型：为髂股静脉血栓形成，左侧多见。起病急骤，腹股沟韧带以下患肢肿胀明显，浅静脉扩张，在股三角区可扪及股静脉充满血栓形成的条索状物，发热；③混合型。

3.非手术治疗：适用于周围型及超过3日以上的中央型和混合型患者。

4.手术治疗：适用于病期在3日以内的中央型和混合型患者。

【考点2】血栓闭塞性脉管炎。

1.血栓闭塞性脉管炎主要累及四肢中、小动脉和静脉，以下肢血管为主。病变血管全层呈非化脓性炎症。

2.临床表现：多见于20～40岁男性吸烟者。肢端发凉、麻木、酸痛，间歇性跛行，静息痛（夜间为甚）。肢端皮肤呈紫红或苍白，皮温降低，伴有游走性浅静脉炎。肢体位置试验阳性。

【泌尿系感染】

【考点1】●膀胱炎。

1.感染途径。①上行性感染：是最常见的，例如，留置尿管后诱发膀胱炎；②下行性感染；③局部直接感染。

2.诊断依据。①有尿频、尿急和尿痛的病史；②尿常规见红细胞、脓细胞；③尿细菌培养：每毫升尿细菌计数超过10万个。

3.抗生素治疗：用药剂量要足、时间要长，一般用至症状消退、尿常规正常后继续使用1～2周。

【考点2】急性前列腺炎的诊断依据：①高热，尿频、尿急、尿痛，直肠胀满感，排便困难；②直肠指诊可触到前列腺增大，表面光滑、张力大，且有明显压痛。急性前列腺炎仅可作指诊检查，切勿行前列腺按摩，以防炎症扩散；③尿检可见脓细胞、红细胞；④B超检查。

【烧伤】

【考点1】烧伤分度与病理特点。

1.Ⅰ度烧伤：皮肤出现红斑，真皮层充血、水肿，基底层存在，1周内痊愈，不留瘢痕。

2.浅Ⅱ度烧伤：皮肤表皮内有大面积的水疱，基底细胞充血、水肿，组织坏死仅限于真皮浅层，在不合并感染的情况下2周后创面愈合，不留瘢痕。

3.深Ⅱ度烧伤：表皮和真皮凝固或坏死，原有组织结构消失。3～4周后愈合，留有轻度瘢痕。

4.Ⅲ度烧伤：皮肤全层坏死，深达肌层、骨或骨髓。愈合皮肤、肌肉挛缩、功能障碍。

【考点2】烧伤面积计算。

1.九分法：头部占体表面积的9%，一侧上肢占体表面积的9%，一侧下肢占体表面积的18%，躯干前面占体表面积的18%，躯干后面占体表面积的18%，会阴部占体表面积的1%。

2.手掌法：患者本人手掌面积占体表面积的1%。

【软组织损伤】

【考点1】肌筋膜炎是发生于筋膜、肌肉、韧带及肌腱等软组织病变的统称，又称纤维织炎、肌纤维组织炎、纤维性肌痛、软组织劳损等。

【考点2】肱骨外上髁炎。

1.肱骨外上髁炎（网球肘）是肱骨外上髁处伸肌总腱起点处的慢性损伤性炎症。

2.临床表现：①肘关节外侧疼痛，用力握拳、伸腕时疼痛加重，即前臂伸肌和屈肌抗阻力收缩会激发疼痛；②晨僵，无关节活动受限；③前臂旋前或旋后加重疼痛。严重者不能提重物、拧毛巾、扫地等。前臂伸肌牵拉试验（Mills征）阳性。

【考点3】复杂性区域疼痛综合征。

1.Ⅰ型：反射性交感神经性营养不良，无神经损害。表现：①严重烧灼样疼痛；②骨和皮肤病理改变；③多汗；④水肿；⑤感觉过敏。多见于骨关节损伤患者。

2.Ⅱ型：烧灼样疼痛伴不连续的神经损害。多见于神经瘫痪患者。

【关节病变和损伤】

【考点1】肩关节周围炎症状。①肩关节疼痛：钝痛；②运动功能障碍：外展、前屈、外旋和内旋受限。病程长者可因神经营养障碍及失用导致肌肉萎缩，三角肌最显著。

【考点2】前交叉韧带（ACL）检查法。①Lachman试验；②前抽屉试验；③轴移试验：阳性表示前交叉韧带松弛。

【考点3】后交叉韧带（PCL）检查采用后抽屉试验，阳性提示后交叉韧带部分或完全断裂。

【考点4】膝关节韧带损伤治疗。

1. 一般治疗：急性损伤者，立即冰敷，并加压包扎固定，抬高患肢，膝关节制动。

2. 手术治疗：十字韧带断裂或胫骨棘撕脱骨折明显移位者，早期手术修复断裂韧带，术后用长腿石膏固定4～6周。

3. 物理治疗：ACL损伤者，增强腘绳肌肌力训练；PCL损伤者，增强股四头肌肌力训练。

【考点5】半月板损伤。

1. 半月板损伤多发生于膝关节由屈曲位向伸直位突然运动和旋转时。

2. 临床表现。①症状：有外伤史，膝关节明显疼痛、肿胀和积液，关节屈伸活动障碍，上下楼、上下坡、下蹲起立、跑、跳等动作时疼痛明显；②体征：关节弹响、交锁和关节间隙的压痛。股内侧肌萎缩明显。麦氏征阳性，Apley研磨试验阳性。

【腱鞘及滑膜疾病】

【考点1】腱鞘炎临床表现。

1. 手和腕部狭窄性腱鞘炎：手指常发生屈肌腱鞘炎，称弹响指或扳机指，拇指为拇长屈肌腱鞘炎，称弹响拇。

2. 发病缓慢，初为患指晨僵、疼痛，活动后好转。

3. 在近侧指间关节、远侧掌横纹处可触及黄豆大小的痛性关节，随患指屈伸活动而随屈肌腱上、下移动，发生弹指和弹响现象。

4. 桡骨茎突狭窄性腱鞘炎：在桡骨茎突表面或远端有压痛，有的可触及痛性结节，握拳尺偏腕关节时桡骨茎突处出现疼痛（Finkelstein试验阳性）。

【考点2】腱鞘囊肿。

1.腱鞘囊肿是出现在关节附近的囊性肿块，内含胶冻样黏性物质。其是关节囊、韧带、腱鞘的退行性变。

2.腘窝囊肿又称Baker囊肿。

3.好发人群以女性和青少年多见。好发部位为腕部、腕掌侧、桡侧屈腕肌腱、足背。

4.病变特点：呈圆形和椭圆形包块，表面光滑，不与皮肤粘连。

【骨折】

【考点1】稳定性骨折包括裂缝骨折、青枝骨折、嵌插骨折和横形骨折等。不稳定性骨折包括斜形骨折、螺旋形骨折和粉碎性骨折。

【考点2】骨折专有体征：①畸形；②活动异常；③骨摩擦音或骨摩擦感。以上3项体征中，只要具有其一，即可确诊。

【考点3】并发症。

1.早期并发症：①休克；②感染；③内脏及重要动脉损伤；④周围神经损伤；⑤脊髓损伤等。

2.晚期并发症：①坠积性肺炎；②压疮；③骨化性肌炎；④创伤性关节炎；⑤关节僵硬；⑥缺血性肌挛缩；⑦缺血性骨坏死；⑧下肢深静脉血栓形成等。

【考点4】愈合分期。

1.肉芽修复期：间质细胞增生分化，血肿吸收，机化而衍变为肉芽组织。此过程伤后2～3周完成。

2.原始骨痂期：骨折端外骨膜增生，新生血管长入深层，膜内骨化。此过程伤后6～10周完成。

3.成熟骨板期（临床愈合期）：新生骨小梁增加，原始骨小梁改造为成熟板状骨。此过程伤后8～12周完成。

4.塑形期：2～4年才能完成。

【考点5】临床愈合标准。①无压痛及纵向叩击痛；②无异常运动；③X线片显示骨折线模糊，有连续性骨痂通过骨折线；④外固定解除后：患侧上肢能向前平举1kg长达1分钟，患侧下肢在不扶拐的情况下能平地连续步行3分钟，并不少于30步；⑤连续观察2周骨折处不变形。

【考点6】功能复位。

1.儿童处于生长发育时期，下肢骨折缩短2cm以内，若无骨骺损伤，可在生长发育过程中自行矫正。

2.肱骨干稍有畸形，对功能影响不大，前臂双骨折要求对位对线都好，否则将影响前臂旋转功能。

3.成人下肢骨折缩短移位不超过1cm，向前或向后轻微成角移位，与关节活动方向一致，日后可在骨痂改造塑形期自行矫正。

【关节脱位】

【考点1】肩关节（盂肱关节）脱位。

1.表现：以前脱位最常见。方肩畸形，触诊肩峰下空虚，可在喙突下、腋窝部位触到脱位的肱骨头。Dugas征阳性。

2.治疗：肩关节复位后，将上臂固定于轻度后伸旋转中立位3周。3周后去除外固定开始进行肩关节活动。

【考点2】髋关节脱位：以后脱位最常见。患肢呈屈曲、内收、内旋及缩短的畸形。

【手外伤】

【考点1】手休息位：半握拳状，腕关节背伸10°～15°，轻度尺偏，掌指关节及指间关节呈半屈状，拇指轻度外展。

【考点2】手功能位：呈握小球或茶杯状，腕背伸20°～25°，拇指对掌位，掌指关节及指间关节微屈，其他手指略分开。

【考点3】桡神经损伤：①腕部以下手背桡侧及桡侧3个半手指近侧指间关节近端感觉障碍；②肘部下方损伤，伸拇及伸指功能丧失；③肘部上方损伤，伸腕功能丧失，出现腕下垂。

【考点4】正中神经损伤：①拇短展肌麻痹致拇指对掌及拇指、示指捏物功能障碍，呈"猿手"畸形；②手掌桡侧半、拇指、示指、中指和环指桡侧半掌面，拇指指间关节和示指、中指及环指桡侧半近侧指间关节出现感觉障碍。

【考点5】尺神经损伤：①骨间肌和蚓状肌麻痹致环指、小指"爪"形畸形；②Froment征；③手部尺侧、环指尺侧和小指背侧感觉障碍。

【考点6】肌腱损伤：①指屈肌腱断裂时，伸指角度加大；②伸指肌腱断裂时，屈指角度加大；③若仅有某条伸、屈腕肌腱断裂，不影响腕伸、屈功能；④指屈肌损伤时，固定患指中节，让患者屈曲远侧指间关节，若不能活动，为指深屈肌腱断裂；⑤若固定除患指外其他三个手指于伸直位，让患者屈患指近侧指间关节，若不能活动，为浅屈肌腱断裂；⑥若两种方法检查手指关节均不能屈，是深、浅肌腱均断裂。

【考点7】手部创口应在伤后6～8小时进行清创。清创越早，感染机会越小，疗效越好。若创口超过12小时，即使是比较清洁的创口，也可能发生感染。

【考点8】手外伤术后制动时间：血管吻合后固定2周，肌腱缝合后固定3～4周，神经修复后根据有无张力固定4～6周，关节脱位后固定3周，骨折后固定4～6周。

【考点9】手部伤口术后10～14天拆线。

【考点10】带蒂皮瓣移植术后3～4周断蒂。

【骨关节炎】

【考点 1】 骨关节炎（OA）：为慢性关节病。特征是关节软骨发生原发性或继发性退行性改变，并在关节边缘有骨赘形成，病理变化主要是软骨变性及软骨下骨质病变。

【考点 2】 OA最常受累关节：膝、髋、手指、腰椎、颈椎等。

【考点 3】 OA的临床表现：关节酸胀痛，活动后减轻，过度活动又会引起酸胀痛和运动受限。早晨起床或久坐后起立时，酸胀痛最明显。无肿胀，有轻压痛。活动时可能有粗糙的摩擦音。

【考点 4】 指间关节骨关节炎：多为原发性。多见于远侧指间关节，少见于近侧指间关节，偶尔见于掌指关节。

【考点 5】 脊柱骨关节炎：颈段脊柱常见于$C_{5\sim6}$和$C_{4\sim5}$，腰段脊柱常见于$L_{4\sim5}$和$L_{5}\sim S_{1}$。

【颈椎病】

【考点 1】 软组织型颈椎病：最常见，以颈部症状为主。其表现以青壮年多见，颈部酸、痛、胀及不适感，约半数患者颈部活动受限或强迫体位。体征为一侧或双侧斜方肌压痛。X线片出现颈椎曲度变直，但椎间隙无变窄。

【考点 2】 神经根型颈椎病：好发于$C_{5\sim6}$和$C_{6\sim7}$。表现为颈肩臂痛，向前臂或手指放射，手麻，手或臂有无力感，持物不稳。颈6神经根受累时，拇指痛觉减退，肱二头肌肌力减弱，腱反射减弱或消失。颈7或颈8神经根受累时，中指、小指痛觉减退，肱三头肌肌力减弱，握力差，肱三头肌反射消失。颈5神经根受累时，肩部前臂外侧痛觉减退，三角肌肌力减弱，颈椎挤压试验及脊神经根牵拉试验阳性。

【考点 3】 脊髓型颈椎病：该型较少见。①双下肢肌力减弱是诊断的重要依据；②肢体麻木：脊髓丘脑束受累所致；③自主神经症状：胃肠、心血管表现，二便改变；④Hoffmann征（阳性率最高）、髌阵挛、踝阵挛、Babinski征及屈颈试验阳性。

【考点4】椎动脉型颈椎病。

1.临床特点。①偏头痛：头颈部突然旋转诱发，以颞部为剧，呈跳痛或刺痛，单侧；②迷路症状：耳聋、耳鸣；③前庭症状：眩晕，记忆力减退；④精神症状：精神抑郁、健忘、失眠、多梦；⑤猝倒。

2.主要体征：患者头向健侧时头晕或耳鸣加重，严重者可出现猝倒。

【考点5】临床处理。

1.软组织型颈椎病：以非手术治疗为主。

2.神经根型颈椎病：以非手术治疗为主，牵引有明显的疗效。

3.椎动脉型颈椎病和交感神经型颈椎病：以非手术治疗为主。具有以下情况考虑手术：①有明显的颈源性眩晕或猝倒发作；②经非手术治疗无效者。

4.脊髓型颈椎病：先试行非手术治疗法，无明显疗效尽早手术治疗。禁用牵引治疗。

【腰椎间盘突出症】

【考点1】腰椎间盘突出症：腰椎（$L_{4\sim5}$、$L_5\sim S_1$、$L_{3\sim4}$）的纤维环破裂和髓核组织突出压迫和刺激相应水平的一侧和双侧腰骶神经根所引起的一系列症状和体征。

【考点2】典型的坐骨神经痛是从下腰部向臀部、大腿后方、小腿外侧直到足部的放射痛。

【考点3】直腿抬高试验是诊断腰椎间盘突出症较有价值的试验。直腿抬高试验阳性也见于急性腰扭伤、强直性脊柱炎、腰骶椎肿瘤、骶髂关节和髋关节病变，但阳性率很低，此时直腿抬高加强试验是区分真假腰椎间盘突出症的有效办法。$L_{4\sim5}$和$L_5\sim S_1$突出时直腿抬高试验阳性率最高。

【考点4】神经系统检查。

1.感觉异常：L_5神经根受累者，小腿前外侧和足内侧疼痛、触觉减退，S_1神经根受压时外踝附近及足外侧痛、触觉减退。

2.肌力下降：L_5神经根受累时踝及跛背伸力下降，S_1神经根受累时跛及足跖屈力减弱。

3.反射异常：膝反射减弱或消失提示L_3、L_4神经根受压，踝反射减弱或消失表示S_1神经根受压，马尾神经受压，肛门括约肌张力下降及肛门反射减弱或消失。

【考点5】●MRI表现：①椎间盘突出物与原髓核在几个相邻矢状层面上显示分离影像；②突出物超过椎体后缘，重者呈游离状；③突出物的顶端缺乏纤维环形成的线条状信号区，与硬膜及其外方脂肪的界限不清；④突出物脱离原间盘移位到椎体后缘上或下方。

【腰椎峡部裂和脊柱滑脱】

【考点1】椎弓峡部崩裂指椎弓上下关节突之间的峡部断裂，最常见于第4、5腰椎峡部。

【考点2】X线片检查是诊断椎弓峡部崩裂和脊柱滑脱的主要依据。

【考点3】●左、右45°斜位X线片可清楚显示峡部裂隙及其位置，在此片上椎弓及其附件投影似"狗"形，狗嘴为同侧横突，狗耳为同侧上关节突，狗眼为椎弓根断面，狗前足为下关节突，狗体为椎板，峡部裂时似狗颈戴项链。

【考点4】假性滑脱（退行性脊柱滑脱）：多发生在50～60岁的老年人，女性多见，以$L_{4\sim5}$多见。

【考点5】治疗：椎弓峡部裂引起的腰椎滑脱Ⅰ度和Ⅱ度采取非手术

治疗，禁用大力度的旋扳手法。

【类风湿关节炎】

【考点1】 类风湿关节炎（RA）：以累及周围关节为主的多系统性关节炎症状的自身免疫性疾病。其基本病理改变是关节滑膜炎。

【考点2】 关节表现。①晨僵；②疼痛与压痛：最早出现，常见于腕关节、掌指关节、近端指间关节，其次是趾、膝、踝、肘关节和肩关节。呈对称性、持续性；③关节肿胀；④关节畸形："鹅颈样"畸形。

【考点3】 关节外表现。①类风湿结节：此表现存在提示处于活动期；②类风湿血管炎；③肺间质病变和结节样改变；④心包炎；⑤胃肠道症状；⑥神经系统病变：正中神经在腕关节处受压形成腕管综合征。

【考点4】 实验室检查。

1.血沉：是观察滑膜炎症活动性和严重性的指标，无特异性。

2.C反应蛋白：增高提示处于活动期。

3.类风湿因子：是自身抗体，分IgM型和IgG型。临床常规测量IgM型。

【考点5】 诊断标准：①关节晨僵至少持续1小时，病程达6周；②有3个或3个以上的关节肿胀，至少6周；③腕、掌指关节、近端指间关节肿胀，至少6周；④对称性关节肿胀，至少6周；⑤有皮下结节；⑥手X线片改变（有骨质疏松和关节间隙狭窄）；⑦类风湿因子阳性（滴度大于1∶20）。以上7项有4项即可诊断。

【考点6】 治疗。①急性期：关节休息，避免关节负重，物理治疗，以减轻疼痛、控制炎症为主；②亚急性期：维持关节活动度的训练，包括主动、被动活动；③慢性期：预防和纠正畸形。

【骨质疏松症】

【考点1】 骨质疏松症：是骨组织显微结构受损，骨矿成分和骨基质等比例地不断减少，骨质变薄，骨小梁数量减少，骨脆性增加和骨折危险度升高的一种全身骨代谢障碍的疾病。

【考点2】分型。

1. 原发性骨质疏松症：最多见，分为Ⅰ型（绝经后骨质疏松症）和Ⅱ型（老年性骨质疏松症）。

2. 继发性骨质疏松症：继发于皮质醇增多症、甲状旁腺功能亢进、甲状腺功能亢进、糖尿病、慢性肾病、胃肠切除及某些药物的影响。

【考点3】临床表现。

1. 症状：①疼痛：以腰背痛多见，骨量丢失12%以上可出现骨痛；②骨折：最常见和最严重的并发症；③呼吸功能下降。

2. 体征：①身长缩短；②驼背。

【考点4】实验室检查。

1. 骨形成指标：①碱性磷酸酶（AKP）；②骨钙素（BGP）；③血清Ⅰ型前胶原羧基端前肽（PICP）。

2. 骨吸收指标：①尿羟脯氨酸（HOP）；②尿羟赖氨酸糖苷（HOLG）；③血浆抗酒石酸盐酸性磷酸酶（TRAP）；④尿中胶原吡啶交联（PYr）或Ⅰ型胶原交联N末端肽（NTX）。

【考点5】特殊检查。

1. X线片检查：作为定性检查，骨量丢失30%以上时X线片有阳性所见。

2. 骨密度的定量测定：①单光子吸收测定（SPA）；②超声波测定（USA）；③双能X线吸收测定（DEXA），WHO推荐其为诊断骨质疏松症的标准；④定量CT。

【考点6】药物治疗。

1. Ⅰ型骨质疏松症：选用骨吸收的抑制剂。①雌激素：是防治绝经后骨质疏松症的首选药物；②降钙素；③维生素D；④钙制剂；⑤双磷酸盐（EHTP）。

2. Ⅱ型骨质疏松症：选用骨形成促进剂。①维生素D；②蛋白同化激素（苯丙酸诺龙）；③钙制剂；④氟化剂；⑤维生素K。

【强直性脊柱炎和特发性脊柱侧凸】

【考点1】强直性脊柱炎。

1. 典型症状：腰背疼痛、晨僵、腰椎活动受限和胸廓活动度减小。

2. 体征：骶髂关节压痛，骨盆挤压试验、分离试验、"4"字试验阳性，脊柱活动度和胸廓活动度减小。

3. 影像学检查：骶髂关节的放射学检查是诊断强直性脊柱炎的关键。腰椎是脊柱最早受累的部位。

【考点2】Cobb角测量：在脊柱X线正位片上，侧弯最上端椎体延长线的垂线与最下端椎体延长线的垂线相交所形成的交角即为Cobb角，代表脊柱侧弯的严重程度。

【考点3】特发性脊柱侧凸的治疗。

1. 10°以下的脊柱侧弯：密切随访，同时进行姿势训练和矫正体操。

2. 10°～20°的脊柱侧弯：除上述方法外，加用侧方电刺激。

3. 20°～40°的脊柱侧弯：佩戴侧弯矫形器是主要的治疗方法，同时行矫正体操或侧方电刺激。

4. 40°或45°以上的脊柱侧弯或曲度稍小但旋转畸形严重的患者，应手术矫正，术后再佩戴矫形器。

第六章 神经疾病

【脑卒中】

【考点1】 脑卒中（脑血管事件）：指突然发生的、脑血管病变引起的局限性或全脑功能障碍，持续时间超过24小时或引起死亡的临床综合征。其包括脑梗死、脑出血和蛛网膜下腔出血。脑梗死包括脑血栓形成、脑栓塞和腔隙性脑梗死。

【考点2】 危险因素：高血压（最重要）、心脏病、糖尿病、短暂性脑缺血发作和脑卒中史、吸烟和酗酒、高脂血症、高同型半胱氨酸血症、体力活动减少、超重、口服避孕药等。

【考点3】 短暂性脑缺血发作（TIA）：脑或视网膜局灶性缺血所致的、不伴急性梗死的短暂性神经功能缺损发作。症状多在1～2小时内恢复，不遗留神经功能缺损症状和体征，影像学无急性脑梗死的证据。

【考点4】 颈内动脉系统TIA。①常见症状：对侧单肢无力或轻偏瘫，伴面部轻瘫；②特征性症状：眼动脉交叉瘫（病变侧单眼一过性黑矇，对侧偏瘫及感觉障碍）和霍纳综合征交叉瘫（病变侧霍纳综合征、对侧偏瘫），主侧半球受累而出现失语症。

【考点5】 椎-基底动脉系统TIA。①常见症状：眩晕和平衡障碍，多不伴有耳鸣；②特征性症状：跌倒发作、短暂性全面性遗忘症和双眼视力障碍。

【考点6】 脑梗死（缺血性脑卒中）：是脑血管病中最常见的类型。心源性脑栓塞最常见的原因是心房颤动。

【考点7】 脑缺血超早期治疗的时间窗为6小时内。

【考点8】脑梗死在安静或睡眠中发病，有TIA前驱症状，例如，肢体麻木、无力等，患者意识清楚或有轻度意识障碍，可伴有失语。早期MRI可诊断。

【考点9】脑出血。

1.最常见的病因是高血压合并细、小动脉硬化。

2.表现：常见于50岁以上的患者，有高血压病史。在活动中或情绪激动时突然起病，无前驱症状，血压明显增高，并出现头痛、呕吐、肢体瘫痪、意识障碍、脑膜刺激征和痫性发作等。高血压性脑出血最常见的出血部位是壳核。

3.头CT是确诊脑出血的首选检查。

【考点10】蛛网膜下腔出血（SAH）。

1.SAH：是颅底部动脉瘤或脑动静脉畸形破裂，血液直接流入蛛网膜下腔所致。常见病因是粟粒样动脉瘤。

2.发病诱因：激动、用力或排便等。

3.表现：突发异常剧烈全头痛、意识丧失、呕吐、畏光等。

4.辅助检查：首选CT。

【脑外伤】

【考点1】原发性脑损伤：指暴力作用于头部时立即发生的脑损伤，包括脑震荡、脑挫裂伤、弥漫性轴索损伤、原发性脑干损伤和下丘脑损伤等。

【考点2】继发性脑损伤：指头部受伤一定时间后出现的脑受损病变，包括脑水肿和颅内血肿。

【考点3】颅内血肿：包括硬膜外血肿、硬膜下血肿和脑内血肿，其严重性在于可引起颅内压增高而导致脑疝。

【考点4】脑震荡：为一过性的脑功能障碍。临床表现是短暂性意识障碍和逆行性遗忘，意识恢复后可能出现头痛、头昏、恶心、呕吐等。

【考点5】颅内压增高"三主征"：头痛、呕吐和视盘水肿。

【考点6】辅助检查：首选CT。脑震荡，颅内常无异常；硬膜外血肿，颅骨内板与脑表面之间有双凸镜形或弓形密度增高影；硬膜下血肿，颅骨内板与脑表面之间出现高密度、等密度或混合密度的新月形或半月形影。

【脊髓损伤】

【考点1】四肢瘫：颈脊髓损伤引起四肢运动、感觉功能障碍。

【考点2】截瘫：胸段以下脊髓损伤造成躯干及双下肢瘫痪。

【考点3】脊柱最易受损部位：下颈段$C_{5\sim7}$、中胸段$T_{4\sim7}$和胸腰段$T_{10}\sim L_2$。

【考点4】脊髓损伤后6小时是治疗的最佳时间，24小时也是治疗的重要时间。

【考点5】颈脊髓损伤：屈曲型旋转脱位或骨折脱位最常见，最好发部位为$C_{5\sim6}$。压缩性骨折$C_{5\sim6}$最常见。过伸性损伤最常见于$C_{4\sim5}$，属于稳定性损伤。

【考点6】胸腰脊髓损伤：屈曲型旋转脱位或骨折脱位最常见，多位于$T_{12}\sim L_1$。

【考点7】脊髓休克：为脊髓受伤后在损伤节段以下立即发生的完全性弛缓性瘫痪，伴有反射、感觉、括约肌功能丧失的临床征象。可持续几小时到几周。脊髓休克消失早或晚是重要的预后指征，脊髓休克时间越长，表示损害越严重，预后亦越差。

【考点8】中央束综合征：常见于颈脊髓血管损伤，表现为上肢障碍比下肢障碍明显。

【考点9】半切综合征：脊髓只损伤半侧，损伤同侧肢体本体感觉和运动丧失，对侧温痛觉丧失。

【考点10】前束综合征：脊髓前部损伤，造成损伤平面以下运动和温痛觉丧失，而本体感觉存在。

【考点11】后束综合征：脊髓后部损伤，造成损伤平面以下本体感觉丧失，而运动和温痛觉存在。

【周围神经损伤】

【考点1】周围神经损伤后变性分为4种：神经元变性、沃勒变性、轴突变性和节段性脱髓鞘。

【考点2】神经损伤的分类。

1. 神经失用（神经震荡）：为轻型神经损伤。表现为神经纤维暂时性传导阻滞，但神经纤维或神经鞘膜的连续性没有发生改变。

2. 轴突断裂：是轴突发生断裂但神经鞘膜保持完整，远端神经纤维发生沃勒变性。

3. 神经断裂：是神经束或神经干的完全断裂，即包括轴索、髓鞘和神经膜完全横断，神经功能完全丧失。

【考点3】周围神经损伤的表现。

1. 运动功能障碍：肌张力低下、肌肉弛缓性瘫痪、肌肉萎缩、肢体姿势异常。

2. 感觉功能障碍。①主观感觉障碍：感觉异常、自发疼痛、幻痛；②客观感觉障碍：感觉丧失、感觉减退、感觉过敏、感觉过度、感觉倒错。

3. 反射异常：深反射、浅反射均减弱或消失。

4. 自主神经功能障碍。

【考点4】手术治疗：开放性神经损伤早期进行手术治疗。对神经损伤先采用非手术治疗，1～3个月后仍未恢复者再采用手术探查。

【考点5】神经干叩击试验（Tinel征）：在神经损伤后或损伤神经修

复后，在相应平面轻叩神经，其分布区会出现放射痛和过电感。此现象是由于神经轴突再生比髓鞘再生快，神经轴突外露，被叩击时出现的过敏现象。此体征对神经损伤的诊断和神经再生的进程有较大判断意义。

【帕金森病】

【考点1】帕金森病（PD）：又称震颤麻痹，是中老年人常见的进行性加重的中枢神经系统变性疾病。其临床四大主征是静止性震颤、动作缓慢、肌肉僵直及姿势步态异常。

【考点2】临床表现。

1.静止性震颤：首发，开始于一侧上肢远端，逐渐扩展到同侧下肢和对侧肢体。表现为拇指、示指及中指呈搓丸样运动。

2.肌僵直：伸肌和屈肌张力增高，呈"铅管样"或伴震颤时呈"齿轮样"僵直。手部肌肉僵直，写字时笔迹弯曲，越写越小，称"小写症"。部分患者出现吞咽功能障碍。

3.运动迟缓：是致残的主要原因。表现为启动困难和运动速度减慢。面部表情动作减少，双眼凝视，称"面具脸"。严重者迈步困难时，双足如冻结在地面，称"冷冻足"。

4.姿势步态异常：行走时身体前倾，重心前移，双臂弯曲无摆动，步履小，越走越快，不能及时停步，称"慌张步态"。

【阿尔茨海默病】

【考点1】阿尔茨海默病（AD）：是发生于老年期和老年前期，以进行性认知功能障碍和行为损害为特征的中枢神经系统退行性病变。临床表现为记忆障碍、失语、失用、失认、视空间能力损害、抽象思维和计算力损害、人格和行为改变等。AD是老年期最常见的痴呆类型。

【考点2】病理：AD的大体病理表现为脑的体积缩小和重量减轻，脑沟加深、变宽，脑回萎缩，颞叶特别是海马区明显萎缩。

【考点3】CT检查可见脑萎缩、脑室扩大；头颅MR检查示双侧颞叶、海马萎缩。

【冠状动脉粥样硬化性心脏病】

【考点1】冠状动脉粥样硬化性心脏病（冠心病）指冠状动脉发生粥样硬化引起管腔狭窄甚至闭塞，和/或因冠状动脉功能性改变（痉挛）导致心肌缺血缺氧或坏死而引起的心脏病，表现为心肌供血相对不足（心绞痛）或绝对不足（心肌梗死）。

【考点2】冠心病的病理生理核心是心肌耗氧和供氧失平衡。

【考点3】心绞痛是以发生在胸部、颌部、肩部、背部或手臂的不适感为特征的临床综合征。

【考点4】辅助检查：心电图（确定心肌缺血、心肌梗死、心律失常等）、动态血压和动态心电图（确定血压和心电图的动态变化）、心电运动试验（确定运动诱发的心肌缺血、心律失常）、超声心动图（确定心功能）、PET（确定心肌代谢状态）等。

【考点5】诊断要点。

1.稳定型心绞痛：发作诱因明确，因体力劳累或情绪激动加重，休息或服用硝酸甘油可迅速缓解。

2.不稳定型心绞痛：①稳定型心绞痛在1个月内疼痛发作的频率、程度加重，持续时间延长，硝酸甘油缓解作用减弱；②1个月内新发生的心绞痛，并因较轻的负荷所诱发；③休息时或轻微活动即发作的心绞痛，或发作时表现为ST段抬高。

3.急性心肌梗死的诊断必须具备下列3条中的2条：①缺血性胸痛的临床病史；②心电图的动态演变；③心肌坏死的血清心肌标志物浓度的动态

改变。

4.陈旧性心肌梗死：**急性心肌梗死3个月后**，且病情稳定。

【高血压】

【考点1】高血压：是以**体循环动脉压增高**为主要表现的临床综合征，分为原发性高血压和继发性高血压。

【考点2】危险因素：吸烟、高脂血症、糖尿病、**年龄>60岁**，男性或绝经后女性、早发心血管疾病家族史（**一级亲属发病年龄<50岁**）。

【考点3】诊断标准：**收缩压≥140mmHg和/或舒张压≥90mmHg**。但必须以**非药物状态下2次或2次以上**非同日多次进行血压测定所得的平均值为依据。

【考点4】高血压分级。

类别	收缩压（mmHg）		舒张压（mmHg）
正常血压	<120	和	<80
正常高值	120～139	和/或	80～89
高血压1级（轻度）	140～159	和/或	90～99
高血压2级（中度）	160～179	和/或	100～109
高血压3级（重度）	≥180	和/或	≥110
单纯收缩期高血压	≥140	和	<90

【考点5】心血管危险度分层。

1.低度危险：**高血压1级**，不伴有心血管疾病危险因素者，治疗主要是**改善生活方式**，如6个月后无效，给予药物治疗。

2.中度危险：**高血压2级或1级，伴有1～2种危险因素者**，治疗除改善生活方式外，给予**药物治疗**。

3.高度危险：高血压3级或1～2级，至少伴有3种危险因素或伴有糖尿病、靶器官损伤的患者，必须给予药物治疗。

4.极高危险：高血压3级，伴有1种以上危险因素或伴有靶器官损害、糖尿病者，或高血压1～3级，伴有相关疾病者，给予强化治疗。

【考点6】治疗目标：主张血压控制至少低于140/90mmHg，伴有糖尿病或慢性肾脏病的患者血压应降至130/80mmHg以下，脑卒中及老年收缩期高血压患者要求收缩压为140～150mmHg、舒张压低于90mmHg（但不低于65mmHg）。

【考点7】降压药。

1.β受体拮抗剂：具有良好的降压和抗心律失常作用，减少心肌耗氧量，用于心率较快的中青年患者，对合并冠心病、心绞痛、心肌梗死后的高血压患者更为适用。

2.钙通道阻滞剂：用于中重度高血压，尤其是老年收缩期高血压患者。

3.血管紧张素转换酶抑制剂：用于伴有心力衰竭、心肌梗死后、糖尿病等疾病的患者。

【考点8】降压药使用原则：①个体化原则；②轻、中度高血压患者用药宜从小剂量开始；③选用长效制剂。

【慢性充血性心力衰竭】

【考点1】慢性充血性心力衰竭（CHF）：是以心功能长期障碍（临床上左心衰竭最常见，全心衰竭次之，而单纯右心衰竭较少）导致循环功能衰竭为特征的临床综合征。

【考点2】临床表现。

1.症状：劳力性呼吸困难或喘息、咳嗽（特别是夜间）。急性发作时可出现端坐呼吸、咳粉红色泡沫样痰等。

2.体征：口唇发绀、颈静脉怒张、下肢凹陷性水肿、肺底部闻及啰音、心界扩大、心率加快，合并房颤时心律绝对不齐、第三心音奔马律、肝脾肿大、肝颈静脉反流征阳性。部分患者出现胸水征、腹水征。

【考点3】辅助检查：胸部X线片可观察心胸比例和肺淤血情况。超声心动图可观察心脏收缩力和室壁运动情况，正常左室射血分数（LVEF）>50%，LVEF≤40%为收缩性心力衰竭的诊断标准。

【考点4】NYHA心功能临床分级。

分级	表现
Ⅰ级	体力活动不受限。一般体力活动不引起疲劳、心悸、呼吸困难或心绞痛
Ⅱ级	体力活动稍受限。休息时正常，但一般体力活动可引起疲劳、心悸、呼吸困难或心绞痛
Ⅲ级	体力活动明显受限。休息时尚正常，但轻度体力活动可引起疲劳、心悸、呼吸困难或心绞痛
Ⅳ级	不能从事任何体力活动。休息时仍有心力衰竭症状，任何体力活动均可使症状加重

【考点5】心功能和活动水平关系。

心功能分级	活动时代谢当量水平
Ⅰ级	≥7
Ⅱ级	5～7
Ⅲ级	2～5
Ⅳ级	<2

【考点6】临床处理原则：①休息；②控制钠盐摄入；③应用利尿剂、肾素—血管紧张素—醛固酮系统抑制剂、β受体拮抗剂、正性肌力药、血管扩张剂。

【慢性支气管炎】

【考点1】 慢性支气管炎：是气管、支气管黏膜及其周围组织的慢性非特异性炎症。临床上以咳嗽、咳痰为主要症状，每年发病持续3个月以上，连续2年或2年以上。

【考点2】 临床表现。

1.症状。①咳嗽：主要是晨间咳嗽；②咳痰：白色黏液和浆液泡沫性，偶可带血，清晨排痰较多，起床后或体位变动可刺激排痰；③喘息或气急：喘息明显者，常称为喘息性支气管炎。

2.体征：急性发作期可在背部或双肺底闻及干、湿啰音，咳嗽后减少或消失。

【慢性阻塞性肺疾病】

【考点1】 慢性阻塞性肺疾病（COPD）：是一组以气流受限为特征的肺部疾病，气流受限不完全可逆、呈进行性发展，是可以预防和治疗的疾病。

【考点2】 临床表现。

1.症状：慢性咳嗽、咳痰、气短或呼吸困难（早期在劳力时出现，随病程进展而加重）、喘息和胸闷。

2.体征：桶状胸，双侧语颤减弱，肺部叩诊呈过清音，心浊音界缩小，肺下界和肝浊音界下降，两肺呼吸音减弱，呼气延长。

【考点3】 肺功能检查。

1.第一秒用力呼气容积占用力肺活量的百分比（FEV_1/FVC）是评价气流受限的敏感指标。第一秒用力呼气容积占预计值的百分比（FEV_1%预计值）是评估COPD严重程度的良好指标。吸入支气管舒张药后$FEV_1/FVC < 70\%$及$FEV_1 < 80\%$预计值，可确定为不完全可逆的气流受

限。患者肺功能$FEV_1/FVC<70\%$，$FEV_1>80\%$，在除外其他疾病后也可诊断为COPD。

2.肺总量（TLC）、功能残气量（FRC）和残气量（RV）增高，肺活量（VC）减低，提示肺过度充气。

【考点4】第一秒用力呼气容积（FEV_1）<70%总用力肺活量，最大通气量<80%预计值，残气量>40%肺总量，即可确诊阻塞性肺气肿。

【哮喘】

【考点1】支气管哮喘：是由多种细胞，尤其是肥大细胞、嗜酸性粒细胞和T淋巴细胞以及细胞组分参与的慢性气道炎症性疾病，以气道高反应性为特征。

【考点2】临床表现。

1.症状：发作性伴有哮鸣音的呼气性呼吸困难或发作性咳嗽、胸闷。发作性呼吸困难可自行缓解或经支气管扩张剂治疗后缓解。长期发作可导致肺气肿和桶状胸。过敏原通常为花粉和粉尘。

2.体征：发作时胸部呈过度充气状态，有广泛哮鸣音，呼气音延长。

【考点3】辅助检查。

1.胸部X线片：两肺透亮度增加，呈过度充气状态。

2.在哮喘发作时，FEV_1、$FEV_1/FVC\%$、MMFR（最大呼气中期流量）、MEF25%与MEF50%（25%与50%肺活量时的最大呼气流量）以及PEFR（呼气高峰流量）均减少。

【考点4】控制急性发作的措施：①拟肾上腺素药物；②茶碱（黄嘌呤）类药物；③抗胆碱能类药物；④钙通道阻滞剂；⑤肾上腺糖皮质激素；⑥理疗。

【糖尿病】

【考点1】 2型糖尿病的发病机制涉及胰岛素抵抗和β细胞功能缺陷两方面。

【考点2】 代谢紊乱综合征："三多一少"，即多尿、多饮、多食、体重减轻。

【考点3】 急性并发症：糖尿病酮症酸中毒和高血糖高渗状态。

【考点4】 慢性并发症。①大血管病变：主要累及主动脉、冠状动脉、脑动脉、肾动脉和肢体外周动脉；②微血管病变：特异性并发症，主要有糖尿病肾病和视网膜病变；③神经病变：以周围神经病变最常见，常为对称性肢端感觉异常；④糖尿病足：截肢、致残的主要原因。

【考点5】 诊断标准。

1. FPG≥126mg/dL（7.0mmol/L）。空腹指禁食至少8小时。

2. OGTT试验2小时血糖≥200mg/dL（11.1mmol/L）。试验按照WHO的标准进行，用75g无水葡萄糖溶于水中作为糖负荷。

3. 随机血糖≥200mg/dL（11.1mmol/L）。

【考点6】 糖尿病治疗的5个要点：医学营养治疗、运动疗法、血糖监测、药物治疗和糖尿病教育。

【考点7】 糖尿病运动治疗的禁忌证：①糖尿病酮症酸中毒；②FPG＞16.7mmol/L（300mg/dL）；③增殖性视网膜病；④肾病（Cr＞1.768μmol/L）；⑤严重心脑血管疾病（不稳定性心绞痛、严重心律失常、血压超过180/120mmHg、一过性脑缺血发作）；⑥合并急性感染；⑦低血糖症及血糖波动过大。

【考点8】 运动治疗方案：2型糖尿病患者每周应至少参加150分钟的中等（40%～60%VO$_{2max}$）至高强度（＞60%VO$_{2max}$）有氧运动，并至少分配到3天中进行，但不能连续2天以上不运动。此外，2型糖尿病患者应参加中等（50%-1RM）至高强度（75%～80%-1RM）抗阻运动，每周至少2次，最好3次，不应在连续2天内进行。

【考点9】胰岛素治疗的适应证：①1型糖尿病；②糖尿病合并急性代谢紊乱并发症；③各种严重的糖尿病急性或慢性并发症；④手术、妊娠和分娩；⑤2型糖尿病β细胞功能慢性减退；⑥某些特殊类型糖尿病。

【消化系统疾病】

【考点1】慢性胃炎的病因：急性胃炎的遗患、刺激性食物和药物、十二指肠液的反流、自身免疫因素、幽门螺杆菌感染（最主要）。

【考点2】非萎缩性胃炎病变限于胃小凹和黏膜固有层的表层。其主要见于胃窦，也可见于胃体。

【考点3】慢性胃炎确诊靠胃镜检查及胃黏膜活组织检查。

【考点4】胃溃疡多位于与泌酸区毗邻的胃小弯侧及幽门前区，有时也可发生在小弯上端或贲门，偶见于大弯。十二指肠溃疡多位于球部。

【考点5】胃溃疡疼痛位于剑突下正中或偏左，在餐后半小时出现，持续1～2小时后逐渐消失，直至下次进餐后重复上述规律。

【考点6】十二指肠溃疡疼痛位于上腹部正中或偏右，在午餐或晚餐前及晚间睡前或半夜出现，为空腹痛、夜间痛。

【考点7】消化性溃疡确诊靠钡餐X线和/或内镜检查。

【泌尿系统疾病】

【考点1】急性肾衰竭的病因。

1.肾前性：失血、休克、严重失水、电解质平衡紊乱、急性循环衰竭。

2.肾性：急性肾小管坏死（最常见）、大面积挤压伤。

3.肾后性：完全性尿路梗阻。

【考点2】临床表现。

1. 少尿期：在先驱症状12～24小时后开始出现少尿或无尿；厌食、恶心、呕吐、腹泻、呃逆、头昏、头痛、烦躁不安、贫血、出血倾向、呼吸深而快，甚至昏迷、抽搐；代谢性酸中毒；水、电解质紊乱，例如，高血钾、低血钠、高血镁、高血磷、低血钙。

2. 多尿期：每日尿量超过500mL时进入多尿期。

3. 恢复期：3～12个月肾功能逐渐复原。

【急性肾盂肾炎】

【考点1】感染途径：上行感染（主要感染途径）、血行感染、淋巴道感染和邻近组织感染的直接蔓延。

【考点2】诊断依据。①全身表现：起病急骤、寒战或畏寒、高热、全身不适等；②膀胱刺激征：尿频、尿急、尿痛；③尿白细胞数增多（白细胞>5个/HP或超过10个/mL）；④尿细菌学检查阳性（菌落数>10^5/mL）。

【考点3】抗生素治疗：以抗革兰氏阴性菌为主的抗生素治疗，直至尿常规及尿培养转阴。总治疗周期需要2～6个月。

【儿童发育、精神与行为障碍】

【考点1】精神发育迟滞。

1.精神发育迟滞（智力落后/精神发育不全）：指在发育时期内，一般智力功能明显低于同龄人平均水平，同时伴有适应行为的缺陷，主要表现为感知、记忆、语言和思维方面的障碍。

2.智力低下的诊断标准。①智力明显低于同龄人平均水平：智商（IQ）在70以下；②适应行为缺陷；③出现在发育年龄：18岁以下。

3.降低智力低下患病率的最根本措施是预防。

【考点2】孤独症谱系障碍（自闭症）的临床表现。①社会交往能力缺陷（核心症状）；②沟通和交流障碍（就诊的主要原因）；③局限的兴趣和行为；④智能和认知障碍：约70%的孤独症儿童智力落后；⑤感觉异常：对外界刺激反应迟钝或过分敏感。

【考点3】注意缺陷多动障碍。

1.临床表现：①注意力涣散或集中困难；②活动量过多；③自制力弱。

2.病程标准：在7岁前起病，病程持续6个月以上。

3.药物治疗：以神经兴奋剂最有效，首选哌甲酯或缓释哌甲酯。6岁以下小儿尽量少服药物。

【儿童运动功能障碍】

【考点1】脑性瘫痪。

1.脑性瘫痪：是一组持续存在的中枢性运动和姿势发育障碍、活动受限综合征，该综合征是发育中的胎儿或婴幼儿脑部非进行性损伤所致。

2.临床表现。①痉挛型四肢瘫：主要为**锥体系受损**，**牵张反射亢进**是本型特征。**四肢肌张力增高**，上肢背伸、内收、内旋，下肢内收、内旋、交叉、膝关节屈曲、**剪刀步态**等；②不随意运动型：主要是**锥体外系受损**，包括**舞蹈性手足徐动**和肌张力障碍，最显著的特征是**非对称性姿势**，头部和四肢出现不随意运动；③共济失调型：主要是**小脑受损**。特点是运动感觉和平衡感觉障碍造成不协调运动。

【考点2】臂丛神经损伤。

1.臂丛神经损伤：是周围神经损伤的一个常见类型。新生儿的臂丛神经损伤多是**产伤**造成。

2.臂丛完全损伤：手、前臂和上臂肌肉全瘫。颈8胸1近椎间孔处损伤，可出现**霍纳综合征**。

3.臂丛上部损伤：为**颈5～6神经根在厄氏点处损伤**所致。患者上肢呈内旋位，肘关节伸直，前臂旋前，手向尺侧偏斜。颈6受累出现上臂及前臂外侧麻木，**无霍纳综合征**。

4.臂丛下部损伤：主要是**颈8胸1神经根损伤**。患者的主要症状为**手内肌瘫痪，爪状畸形**，可出现**霍纳综合征**。

【维生素D缺乏性佝偻病】

【考点1】病因：①**围生期维生素D不足**；②**日照不足**；③**生长速度快**；④**食物中补充维生素D不足**；⑤疾病影响和药物作用。

【考点2】临床表现。

1.初期（早期）：①多见于6个月内，特别是**3个月内的婴儿**；②**神经兴奋性增高**，如**易激惹**、烦闹、汗多刺激头皮而摇头、食欲差、睡眠不佳、易惊、夜啼、**枕部秃发**等。

2.活动期（激期）：①主要是**颅骨改变，方颅**；②**肌肉松弛**，肌张力下降，肌力减弱；③**鸡胸，串珠肋，郝氏沟，手、足镯**。长骨变弯，两下肢呈"X"形或"0"形；④血钙低可出现手足搐搦；⑤X线片显示长骨钙化带消失，干骺端呈毛刷状、杯口状改变，骨质稀疏，骨皮质变薄。

【考点3】维生素D治疗：口服。一般剂量为2000～4000U/d，1个月后改为预防剂量（400U/d）。重症佝偻病有并发症或无法口服者，可大剂量肌内注射维生素D_3　20万～30万U一次，3个月后改为预防剂量。

【皮肤科疾病】

【考点1】银屑病。

1.银屑病（牛皮癣）：是一种**复发性的表皮细胞过度增殖性**慢性炎症性皮肤病。

2.薄膜现象：**红色斑丘疹**，表面被覆多层**银白色鳞屑**，刮去表皮鳞屑，可见一层**淡红发亮的薄膜**。

3.点状出血：在刮去薄膜后，可见**小出血点**，称点状出血，也称Auspitz征。

4.同形反应：急性期皮损常发生于外伤处，称同形反应。头部皮损较厚，使**毛发呈束状发**。指趾甲板损害为点状凹陷，失去光泽。

【考点2】带状疱疹和单纯疱疹。

	带状疱疹	单纯疱疹
病因	**水痘-带状疱疹病毒**感染，免疫功能低下、外伤	**单纯疱疹病毒（HSV）**引起
部位	好发于**胸廓的皮节**，其次为头部（三叉神经单支常见）的皮节	好发于皮肤黏膜交界处，如唇部、面部及生殖器
分布	与神经节段相关，沿一侧躯体呈带状分布于躯干处，一般不超过前后中线	Ⅰ型是唇及唇周单纯疱疹；**Ⅱ型是阴部单纯疱疹，属于性传播疾病**
表现	**疼痛剧烈**，斑块上起水疱，水疱内容物清亮、浑浊或血性	灼热、痒感；成群水疱，症状轻，**常复发**

【耳鼻咽喉科疾病】

【考点1】急性中耳炎。

	分泌性（卡他性）中耳炎	急性化脓性中耳炎
病因	咽鼓管阻塞、感染和免疫反应	细菌经耳咽管、外耳道鼓膜途径感染，耳咽管途径最常见
病理	黏膜渗出，鼓室内有漏出液、渗出液和分泌液的混合液，早期为浆液性，后期为黏液性	鼓室黏膜的渗出为脓性，鼓膜膨隆，易穿孔
表现	耳内闷胀感或堵塞感、听力减退及耳鸣	化脓前期为明显耳鸣、耳聋和剧烈耳痛，化脓期为跳动性耳鸣，严重耳聋，剧烈耳痛
治疗	改善中耳通气，抗生素治疗，清除中耳积液或积脓（鼓膜穿刺抽液），物理治疗	

【考点2】鼻窦炎。

类别	头痛部位及特点
前组鼻窦	额部及患侧局部
后组鼻窦	头顶部、颞部或后枕部
上颌窦炎	前额及颞部，晨起轻，午后重
筛窦炎	局限在内眦或鼻根部，可放射至头顶部
蝶窦炎	头顶部、后枕部，可放射到颈部和眼球后
额窦炎	前额部，呈周期性、定时性

【考点3】扁桃体炎。

	急性扁桃体炎	慢性扁桃体炎
病理	非特异性急性炎症	自身免疫反应

	急性扁桃体炎	慢性扁桃体炎
病因	乙型溶血性链球菌、葡萄球菌、肺炎双球菌感染	急性扁桃体炎反复发作或隐窝引流不畅发生的慢性炎症病变
临床表现	①卡他性：黏膜呈急性炎症变化，无破溃；②滤泡性：充血肿胀，黄白色小脓点；③隐窝性：黄白色脓点，假膜，扁桃体周围脓肿	咽部不适，异物感，发干、痒，刺激性咳嗽，口臭
诊断	典型表现+血常规+血小板计数+咽拭子涂片	急性扁桃体炎发作史+扁桃体黏膜表面不平
分度	Ⅰ度：扁桃体超出舌腭弓，但未遮盖咽腭弓 Ⅱ度：扁桃体超出舌腭弓，并已遮盖咽腭弓 Ⅲ度：扁桃体超出咽腭弓突向中线	

【眼科及口腔科疾病】

【考点1】 ●睑缘炎、睑腺炎及睑板腺囊肿。

	睑缘炎	睑腺炎（麦粒肿）	睑板腺囊肿
病因/致病菌	①鳞屑性睑缘炎：卵圆皮屑芽孢菌；②溃疡性睑缘炎：金黄色葡萄球菌；③眦部睑缘炎：摩-阿双杆菌	金黄色葡萄球菌	睑板腺排出管阻塞，分泌物潴留
临床表现	①鳞屑性睑缘炎：睫毛易脱落，可再生；②溃疡性睑缘炎：睫毛脱落后不能再生；③眦角性睑缘炎：外眦部皮肤充血、肿胀、糜烂	红、肿、热、痛，局部硬结，化脓，或伴耳前淋巴结肿大	眼睑皮下无痛性圆形肿块，可长期无改变，也可自行破溃

	睑缘炎	睑腺炎（麦粒肿）	睑板腺囊肿
治疗	去除病因、清洗患处、药物治疗	局部热敷，当脓点形成后切开排脓，切忌过早切开或挤压	小而无症状者无须进行治疗，大而有症状者热敷、抗生素眼水点眼，不消退行手术切除

【考点2】智齿冠周炎：指智齿（第三磨牙）萌出不全或阻生时，牙冠周围软组织发生的炎症。临床上主要为下颌智齿冠周炎。

【考点3】颞下颌关节功能紊乱综合征症状：①颞下颌关节区及周围软组织疼痛；②下颌运动异常；③关节弹响、破碎音、杂音。

【概述】

【考点1】良性肿瘤：组织来源相似，膨胀性生长，有包膜，境界清楚，生长缓慢，手术切除后不易复发，不转移。

【考点2】恶性肿瘤：组织来源不同，呈浸润性或膨胀性生长，无包膜，境界不清楚，生长迅速，可发生浸润或转移，手术切除后可复发或转移。

【考点3】癌是来源于上皮组织的恶性肿瘤。肉瘤是来源于间叶组织的恶性肿瘤。

【考点4】恶性肿瘤转移方式：①直接浸润；②经淋巴转移；③经血液转移；④种植性转移。

【考点5】目前，我国肺癌、乳腺癌分别占男性、女性恶性肿瘤发病率首位。

【肿瘤诊断】

【考点1】病理学检查对肿瘤的最后确诊具有重要意义，包括细胞学与组织学两部分。

【考点2】分级分期。

1. 四级法：Ⅰ级是未分化癌细胞占0～25%，Ⅱ级是未分化癌细胞占25%～50%，Ⅲ级是未分化癌细胞占50%～75%，Ⅳ级是未分化癌细胞占75%～100%。

2. TNM分期法：T代表原发肿瘤，N为淋巴结转移的状况，M代表远处转移。根据肿瘤进展程度，在字母后标0～4的自然数，1代表小，4代表大，0代表无，如无法判断肿瘤体积时以Tx表示。

【肿瘤治疗】

【考点1】治疗恶性肿瘤最有效的方法是手术，尤其癌症早期。

【考点2】疗效判断。

1.近期疗效标准：①完全反应（CR）：肿瘤消失至少4周；②部分反应（PR）：肿瘤缩小50%以上至少4周；③无改变（NC或NR）：肿瘤缩小不足50%或增大不足50%；④疾病进展（PD）：肿瘤增大25%以上。

2.疗效指标：临床上以治疗后5年生存率作为判断肿瘤治疗的指标。

做题是巩固知识的必要环节，能有效提升通过率。

易哈佛CEO：小麦

微信扫描二维码
进入 VIP 题库做题

第三篇 专业知识

第一章　康复评定基础

【康复评定】

【考点1】 2001年世界卫生组织《国际功能、残疾和健康分类》（ICF分类）：①结构和功能障碍（残损）；②活动障碍（残疾）；③参与障碍（残障）。

【考点2】 康复评定的类型与方法。

1.定性评定：肉眼观察和问卷调查。

2.半定量评定：采用标准化的量表评定法，如Brunnstrom评定法、徒手肌力检查法、视觉模拟尺评定。

3.定量评定：采用特定的仪器进行检查测量，将障碍的程度用数值来表示。其最突出的优点是将障碍的程度量化。

【考点3】 考察测量工具或方法优劣的指标。①信度（可靠性）：指测量工具或方法的稳定性、可重复性和精确性；②效度（准确性）：指测量的真实性和准确性；③灵敏度；④特异性。

【考点4】 信度与效度的关系：①信度低，效度不可能高；②信度高，效度未必高；③效度高，信度也必然高。

【肌力、肌张力评定】

【考点1】 决定肌力大小的因素。①肌肉横截面积：肌肉的横截面积越大，肌肉收缩所产生的力量也越大；②运动单位募集及其释放速率；③收缩速度；④肌肉的初长度：肌肉收缩前的初长度为其静息长度的1.2倍时，产生的肌力最大；⑤肌腱和结缔组织的完整性；⑥肌肉收缩类型；⑦中枢和外周神经系统调节；⑧个体状况。

【考点2】等张收缩（动力收缩）：包括肌力大于阻力时产生的加速度运动和小于阻力时产生的减速度运动，运动时肌张力恒定，肌肉本身发生缩短和伸长，有明显的关节运动。其又分向心收缩和离心收缩。向心收缩时肌肉起、止点相互靠近，肌肉缩短，如上楼梯时股四头肌收缩。离心收缩时肌肉起、止点被动伸长，如下楼梯时股四头肌收缩。

【考点3】等长收缩（静力收缩）：肌力与阻力相等时的一种收缩形式，收缩时肌肉长度不变，不产生关节活动。人体在维持特定体位和姿势时常采用此收缩形式。

【考点4】肌肉收缩时力量大小：离心收缩＞等长收缩＞向心收缩。

【考点5】肌力评定原则：规范化、注重信度和效度、易操作性、安全性。

【考点6】正常肌张力特征。

1.近端关节周围肌肉可进行有效的同时收缩，使关节固定。

2.有完全抵抗肢体重力和外来阻力的运动能力。

3.将肢体被动地置于空间某一位置时，具有保持该姿势不变的能力。

4.能维持主动肌和拮抗肌之间的平衡。

5.有随意使肢体由固定到运动和在运动过程中转换为固定姿势的能力。

6.有选择性完成某一肌群协同运动或某一肌肉独立运动的能力。

7.触摸有一定的弹性，被动运动有轻度的抵抗感。

【考点7】正常肌张力分类：静止性、姿势性、运动性。

【考点8】痉挛。

1.定义：是由牵张反射高兴奋性所致的、以速度依赖的紧张性牵张反射增强伴腱反射异常为特征的运动障碍，是肌张力增高的一种形式。其速度依赖即为伴随肌肉牵伸速度的增加，痉挛肌的阻力（痉挛的程度）也增高。

2.原因：上运动神经元损伤。

3.特殊表现：巴宾斯基反射、折刀样反射、阵挛、去大脑强直和去皮层强直。

【考点9】僵硬。

1.僵硬：是主动肌和拮抗肌张力同时增加，导致关节被动活动的各个方向在起始和终末的抵抗感均增加的现象。

2.原因：为锥体外系损害所致，僵硬最常见的病因是帕金森病，表现为齿轮样僵硬和铅管样僵硬。

【考点10】痉挛的益处：①下肢伸肌痉挛帮助患者站立和行走；②活动过强的牵张反射可促进肌肉的等长收缩和离心自主收缩；③保持相对肌容积；④预防骨质疏松；⑤降低瘫痪肢体的依赖性水肿；⑥充当静脉肌肉泵，降低发生深静脉血栓的危险性。

【考点11】肌力/肌张力评定的禁忌证：关节不稳、骨折未愈合又未作内固定、急性渗出性滑膜炎、严重疼痛、关节活动范围极度受限、急性扭伤、骨关节肿瘤等。

【关节活动度的测量】

【考点1】关节活动度：是关节运动时所通过的运动弧。关节活动度的测量是关节远端骨所移动的度数。

【考点2】适应证：①骨关节、肌肉伤病、神经系统疾病及术后关节活动度受限的患者；②其他原因导致关节活动障碍的患者。

【考点3】禁忌证：①关节急性炎症期；②关节内骨折未进行处理；③肌腱、韧带和肌肉术后。

【感觉功能评定】

【考点1】 浅感觉检查。

1.痛觉：两侧对比记录感觉障碍类型（过敏、减退或消失）与范围。

2.触觉：用棉签或软纸片轻触被检者的皮肤或黏膜

3.温度觉：用两支玻璃试管或金属管分别装冷水（5～10℃）和热水（40～50℃），交替接触患者皮肤，让其辨出冷、热。

【考点2】 深感觉检查。①运动觉：被检者闭目，轻轻夹住手指或足趾两侧，上下移动5°左右，说出"向上"或"向下"；②位置觉；③震动觉。

【考点3】 复合感觉检查。①皮肤定位觉：手部的正常误差＜3.5mm，躯干部的正常误差＜1cm；②两点辨别觉：以钝脚圆规刺激皮肤上的两点，检测被检查者有无能力辨别，再逐渐缩小双脚间距，直到被检查者感觉为一点为止，测量其实际间距，与健侧对比。指尖掌侧的正常误差为2～8mm，手背的正常误差为2～3cm，躯干的正常误差为6～7cm；③实体觉；④体表图形觉。

【平衡与协调功能评定】

【考点1】 平衡：指维持身体直立姿势的能力。正常平衡功能：①能保持正常生理体位；②在随意运动中可调整姿势；③安全有效地对外来干扰作出反应。

【考点2】 稳定极限（LOS）：指正常人站立时身体可倾斜的最大角度，或在能够保持平衡的范围内倾斜时与垂直线形成的最大角度。LOS前后方向为12.5°，左右方向为16°，围成一个椭圆形。LOS的大小取决于支持面的大小和性质。

【考点3】 维持平衡的生理机制。①躯体感觉系统：皮肤感觉（触、压觉）和本体感受器；②视觉系统；③前庭系统；④运动系统：协同运动和姿势性协同运动模式。

【考点4】姿势性协同运动模式：①踝关节协同运动模式（踝对策）：是身体重心以踝关节为轴进行前后转动或摆动，如钟摆运动；②髋关节协同运动模式（髋对策）；③跨步动作模式。

【考点5】平衡功能评定禁忌证：下肢骨折未愈合、不能负重站立、严重心肺疾病、发热、急性炎症、不能主动合作者。

【考点6】协调障碍机制。①小脑伤病：小脑性共济失调；②基底节伤病：齿轮样或铅管样肌张力增高及静止性震颤（如帕金森病）和手足徐动及运动不能；③脊髓后索伤病：同侧精细触觉和意识性深感觉减退或消失，痛觉、温觉保存，因而发生感觉性共济失调。

【考点7】不随意运动：震颤、舞蹈样运动、手足徐动、偏身投掷症、舞蹈样徐动症、肌痉挛。

【考点8】协调功能评定临床应用。

1.适应证。①小脑性共济失调：乙醇中毒或巴比妥中毒；②感觉性共济失调：脊髓疾病；③前庭功能障碍；④各种以震颤为主要症状的疾病：帕金森病、老年动脉硬化、慢性肝病、甲状腺功能亢进；⑤舞蹈样运动：儿童的脑风湿病变；⑥手足徐动：脑性瘫痪、肝豆状核变性、脑基底核变性（脑炎或中毒）等；⑦手足搐搦：低钙血症和碱中毒；⑧运动徐缓：进行性肌营养不良症。

2.禁忌证：①严重的心血管疾病；②不能主动合作者。

【步态分析】

【考点1】步行周期：行走过程中一侧足跟着地至该侧足跟再次着地时所经过的时间。其分为站立相[又称支撑相（占60%）]和迈步相[又称摆动相（占40%）]。

【考点2】步频：单位时间内行走的步数，以步/min表示。正常人平均自然步频为95～125步/min。

【考点3】步速：单位时间内行走的距离，也可用身高或下肢长的百分比表示。正常人平均自然步速为1.2m/s。

【考点4】步长：行走时左右足跟或足尖先后着地时两点间的纵向直线距离，以cm为单位表示。步长与身高成正比，身材越短，步长越短。正常人为50～80cm。

【考点5】跨步长：同一侧足跟前后连续两次着地间的纵向直线距离，相当于左、右两个步长相加，达100～160cm。

【考点6】步宽：左、右两足间的横向距离，以足跟中点为测量点。

【考点7】足偏角：贯穿一侧足底的中心线与前进方向所成的夹角。

【心肺功能评定】

【考点1】心电运动试验的应用范畴。

1. 协助临床诊断：①诊断冠心病；②鉴定心律失常；③鉴定呼吸困难或胸闷的性质。

2. 确定功能状态：①判定冠状动脉病变严重程度及预后。②判定心功能、体力活动能力和残疾程度。世界卫生组织将最大METs＜5作为残疾标准。③评定康复治疗效果。

3. 指导康复治疗：①确定患者运动的安全性；②为制订运动处方提供定量依据；③协助患者选择必要的临床治疗；④使患者感受实际活动能力，消除顾虑，增强参加日常活动的信心。

【考点2】代谢当量（MET）：以安静、坐位时的能量消耗为基础；是表达各种活动时相对能量代谢水平的常用指标。1MET相当于耗氧量3.5mL/（kg·min）。

【考点3】代谢当量（MET）可区分残疾程度。

1. ＜5MET：65岁以下的患者预后不良。

2. 5MET：日常生活受限，相当于急性心肌梗死恢复期的功能储备。

3. 10MET：正常健康水平，药物治疗预后与其他手术或介入治疗效果相当。

4. 13MET：即使运动试验异常，预后仍良好。

5. 18MET：有氧运动员水平。

6. 22MET：高水平运动员水平。

【考点4】代谢当量（MET）可指导日常生活活动与职业活动：心血管患者要注意职业活动（每天8小时）的平均能量消耗水平不应超过患者峰值MET的40%，峰值强度不可超过峰值MET的70%～80%。

【考点5】主观呼吸功能障碍程度评定（6级制）。

分级	表现
0级	有不同程度肺气肿，但日常生活无影响，无气短
1级	较剧烈劳动或运动时出现气短
2级	速度较快或登楼、上坡时出现气短
3级	慢走即有气短
4级	讲话或穿衣等轻微动作时出现气短
5级	安静时有气短，无法平卧

【考点6】残气量占肺总量百分比＞35%提示阻塞性肺气肿，45%～55%为重度肺气肿，65%以上为严重肺气肿。

【考点7】最大自主通气量（MVV）：单位时间最大呼吸量，反映通气功能的最大潜力。MVV正常值变异较大，一般以正常值±20%为正常范围。MVV占预计值的80%以上为基本正常，60%～70%稍有减退，40%～50%明显减退，39%以下严重减退。

【考点8】用力肺活量：反映气道情况。正常第1、2、3秒时间肺活量值分别为83%、96%、99%。FEV_1<70%（老年人<60%）提示气道阻塞，常见于肺气肿、支气管哮喘。用于评估肺气肿的参考标准：可疑60%～69%，轻度50%～59%，中度40%～49%，重度<40%。

【电诊断】

【考点1】●50Hz的干扰源包括电扇、电灯、透热疗法、灯光调光器开关等。

【考点2】插入活动：针电极插入肌肉时，通常会暴发出现短暂的自发性电活动。可代表损伤电流、肌纤维对机械性刺激的反应和电场内的运动所诱发的电流。

【考点3】终板活动：终板噪声中的单个电位为非传播性的单相电位，呈负向偏转、低振幅、短时限。

【考点4】纤颤电位和终板锋电位：均来自单根肌纤维。纤颤电位是一种自发性的放电，为双相或三相，起始波呈正向偏转。纤颤电位的时限为0.5～3ms，振幅为20～300μV。

【考点5】影响神经传导的因素。①温度：体表温度每下降1℃，神经传导速度下降2.4m/s；②年龄；③身高。

【考点6】迟发反应：指在刺激神经时，发生于M波后的肌肉激发反应，可用于评估近端神经节段和中枢神经系统的传导情况。其包括H反射、F波、轴突波、眨眼反射。

【考点7】H反射：在对胫神经施以亚最大刺激时于腓肠肌上记录到的肌电反应。F波和M波的振幅比值在1%～5%之间变动。

【考点8】F波与H反射的不同点。

F波	H反射
可在全身任何肌肉引出	仅可在比目鱼肌和桡侧腕伸肌中引出
大于M波阈刺激的强度（超强刺激）	阈刺激强度小于M波
潜伏期和形状随着每次刺激的不同而变化	最佳亚最大刺激时，刺激强度不变，波幅和形态学特征保持不变
波幅小于M波，为M波波幅的1%～5%	波幅通常大于M波，平均波幅为M波波幅的50%～100%

【考点9】听觉诱发电位（BAEP）的临床应用：①诊断听神经瘤、后颅凹瘤：Ⅰ～Ⅲ波的峰间潜伏期最常受到影响；②预测昏迷及脑死亡。

【感知和认知评定】

【考点1】失认症：指患者感觉功能正常，但对事物、人体的感知能力丧失，包括视觉、听觉、触觉及对身体部位的感知能力的丧失。患者没有能力去辨认、识别物体。以右半球病变为多。

【考点2】单侧忽略评定：Albert划杠测验、删字测验（Diller测验）、平分直线测验、Sheckenberg测验、高声朗读测验。

【考点3】失用症：由于中枢神经损伤后，在运动、感觉和反射均无障碍的情况下，不能按命令完成原先学会的动作。结构性失用、运动失用和穿衣失用的发病率最高。

【考点4】观念性失用评定：活动逻辑试验（沏茶活动或刷牙活动或封信封活动等）。口述动作过程、模仿检查者的动作、完成简单-复杂动作、组合动作、执行指令（不及物动作-动作转换-及物动作）。

【考点5】观念运动性失用评定：模仿运动、按口头命令动作（颜面、上肢、下肢、全身）。

【考点6】运动性失用：常见于手势技巧障碍及口-面失用症，检查时患者不能按命令执行过去无困难的动作。

【考点7】结构性失用评定：画空心十字试验、火柴棒拼图试验。

【考点8】视觉注意测试：视跟踪、形态辨认、删字母等。

【考点9】韦氏记忆测试（WMS）：适用7岁以上的儿童和成人。其测试目的：①判断记忆功能障碍及记忆力障碍的类型；②鉴别器质性和功能性的记忆障碍；③指导心理治疗；④判断治疗效果。

【言语吞咽障碍评定】

【考点1】西方失语成套测验（WAB）的优点：①可以从失语检查结果计算出失语指数（失语商）、操作指数和大脑皮质指数；②可以进行失语症的分类；③适用于失语症的脑损伤患者；④患者的左、右大脑半球的全认知功能可用左、右大脑皮质指数分别计算。

【考点2】录像吞咽造影法是目前最可信的误咽评价检查方法。

【日常生活活动能力评定】

【考点1】日常生活活动（ADL）的分类。

1. 基础性日常生活活动（BADL）：指人维持最基本的生存、生活需要所必需的每日反复进行的活动，包括自理活动和功能性移动。自理活动包括进食、梳妆、洗漱、洗澡、如厕、穿衣等，功能性移动包括翻身、从床上坐起、转移、行走、驱动轮椅、上下楼梯等。

2. 工具性日常生活活动（IADL）：包括使用电话、购物、做饭、家事处理、洗衣、服药、理财、使用交通工具、处理突发事件及在社区内的休闲活动等。IADL是在BADL基础上实现人的社会属性的活动，是维持残疾人自我照顾、健康并获得社会支持的基础。

【考点2】量表种类。①BADL评定常用量表：Barthel指数、Katz指数、PULSES、修订的Kenny自理评定等；②IADL评定常用量表：功能活动问卷（FAQ）、快速残疾评定量表等。

【考点3】Barthel指数：是临床应用最广、研究最多的BADL评定方法。不仅可评定患者治疗前后的ADL状态，也可预测治疗效果、住院时间及预后。

第二章　康复治疗知识

【电疗法】

【考点1】低频电疗法：频率为1~1000Hz，包括感应电疗法、电兴奋疗法、间动电疗法、低周波疗法、电睡眠疗法、经皮电神经刺激疗法、神经肌肉电刺激疗法、痉挛肌电刺激疗法、功能性电刺激疗法等。

【考点2】中频电疗法：频率为1~100kHz，包括等幅正弦中频电疗法、调制中频电疗法、干扰电疗法、音乐电疗法等。

【考点3】高频电疗法：频率在100kHz以上，包括共鸣火花疗法、中波疗法、短波疗法、超短波疗法、分米波疗法、厘米波疗法、毫米波疗法等。

【考点4】直流电疗法。

1.组织兴奋性变化：阳极钙、镁离子多，钠、钾离子少，神经肌肉兴奋性降低，称阳极电紧张，有镇痛作用。阴极钙、镁离子少，钠、钾离子多，神经肌肉兴奋性增高，称阴极电紧张。

2.细胞通透性变化：阳极钙、镁离子多，蛋白质向阳极迁移（电泳），利于水肿与渗出消散。阴极钠、钾离子多，水分向阴极迁移（电渗），可促进组织炎症消散。

3.改善血液循环：阳极下产酸，阴极下产碱。

4.对静脉血栓的作用：血栓从阳极松脱，退缩向阴极。

5.对骨折的作用：促进骨生长、加速骨折愈合。

【考点5】直流电药物离子导入疗法。

1.原理：同性相斥。

2.进入途径：皮肤的汗腺管口、皮脂腺管口、毛孔、黏膜或伤口的细胞间隙。

3.离子堆：导入人体的离子在皮下1cm处形成"离子堆"。通常导入体内的药物量只是电极衬垫上药量的5%以下。

【考点6】直流电疗法的禁忌证：恶性肿瘤（局部直流电化学疗法除外）、高热、昏迷、活动性出血、妊娠、急性化脓性炎症、急性湿疹、局部皮肤破损、置有心脏起搏器、对拟导入的药物过敏。

【考点7】低频电疗法。

1.兴奋神经肌肉：引起肌肉单收缩较适宜的电流频率是1～10Hz，引起肌肉完全性强直收缩较适宜的电流频率是50Hz。

2.促进血液循环：兴奋交感神经的频率是1～10Hz，降低交感神经兴奋性的频率是100Hz。

3.镇痛：镇痛作用较好的频率是100Hz。

【考点8】电兴奋疗法的作用。①改善睡眠；②缓解疼痛：使肌肉扭伤后的反射性肌紧张在强收缩后转为松弛；③恢复感觉。

【考点9】间动电疗法的作用。①镇痛：间升波、疏密波的镇痛作用最强，其次为密波、疏波；②促进局部血液循环，消散水肿：以密波、疏密波作用较明显；③兴奋神经肌肉：采用断续波、起伏波。

【考点10】中频电疗法的作用特点：①阻抗明显降低；②无电解作用；③神经肌肉兴奋作用。

【考点11】短波疗法：波长为10～100m，频率为3～30MHz，在人体可产生涡电流。

【考点12】超短波疗法：应用波长为1～10m（频率30～300MHz）的高频电场作用于人体以治疗疾病的方法。

【考点13】短波作用可达深部肌层，超短波作用可达深部肌层与骨。

【考点14】短波、超短波疗法的禁忌证：**恶性肿瘤、活动性出血、局部金属异物**、置有心脏起搏器、颅内压增高、青光眼、妊娠。

【考点15】分米波作用可达**深层肌肉**，厘米波作用可达**皮下脂肪、浅层肌肉**。

【考点16】医用微波分为分米波（**波长为0.1～1m**，频率为300～3000MHz）和厘米波（**波长为1～10cm**，频率为3000～30000MHz）。分米波与厘米波波长的分界线为**30cm**。

【考点17】微波避免在**眼部、小儿骨骺与睾丸部位**治疗。

【光疗法】

【考点1】红外线主要的生物学作用为**热效应，没有光化学作用**。

【考点2】红外线的禁忌证：**出血倾向、高热、活动性结核、急性感染性炎症**、严重动脉硬化、代偿不全的心脏病。

【考点3】红光具有**兴奋作用**，使肌肉的兴奋性提高。蓝紫光具有**抑制作用**。

【考点4】紫外线光量子能量高，有明显的**光化学效应**，包括**光分解效应、光合作用、光聚合作用、光敏作用**和**荧光效应**。

【考点5】紫外线红斑反应。

1. 长波紫外线红斑的潜伏期较长，为**4～6小时**，短波紫外线红斑的潜伏期较短，为**1.5～2小时**。

2. 红斑反应强弱与波长的关系：**297nm（最强）＞254nm和280nm＞330nm和420nm**。

3. 身体各部位对紫外线的敏感性不同：**腹、胸、背、腰的敏感性最高**，其他部位依次为颈、面、臀、肢体、手足，肢体的屈侧较伸侧敏感，**手足的敏感性最低**。

【考点6】紫外线的色素沉着作用。

1.类型。①直接色素沉着：照射后立即出现，1~2小时达高峰，6~8小时恢复正常。波长为300~700nm的光线皆可引起。其是因黑色素的氧化和黑色素小体在角质细胞中重新分配，无黑色素小体形成；②间接色素沉着：照射数日后出现，是由于色素小体和黑色素增多。

2.色素沉着最有效的波段：波长320~400nm有明显的色素沉着作用，产生色素最强的波段为340~365nm。

【考点7】紫外线的生物学作用。①杀菌：波长在300nm以下的紫外线皆有杀菌作用，波长为253.7nm的短波紫外线杀菌作用最佳；②促进伤口愈合；③致癌；④脱敏；⑤对钙磷代谢的影响：波长为275~297nm的紫外线促维生素D合成作用较明显，以283nm和295nm为最大吸收光谱；⑥对免疫功能的影响。

【超声波疗法】

【考点1】超声波疗法是用频率在20kHz以上的机械振动波。

【考点2】超声波疗法的生物学效应。①机械作用：微细按摩作用是超声波治疗疾病最基本的机制；②温热作用；③理化作用。

【考点3】超声药物透入疗法的优点：透入药物不限于水溶性和电解质，故药源广，且不破坏药性、操作简便、对皮肤无刺激、患者无痛苦。透入的药物以水剂、霜剂、乳剂、油膏作为接触剂或能充分混入接触剂中的药物。

【考点4】超声波疗法的禁忌证：恶性肿瘤、急性化脓性炎症、高热、活动性肺结核、出血倾向、严重支气管扩张、孕妇下腹部、儿童骨骺部、局部感觉异常等。

【磁疗法】

【考点1】治疗作用：止痛、镇静、消肿、降压、止泻、促进创面愈合、软化瘢痕、促进骨折愈合。

【考点2】禁忌证：白细胞总数低于$4.0×10^9$/L、置有心脏起搏器者、金属异物处、严重心肺功能不全、孕妇下腹部、出血倾向。

【考点3】注意事项。

1.慎用于体质虚弱者、老年人、幼儿、高热者、治疗后产生严重不适反应者。

2.眼部、头面部、胸腹部疾病患者，以及老年人、幼儿、体弱者、高血压病患者宜用低强度磁场，不宜用高磁场强度治疗，不宜长时间治疗。

【温热疗法】

【考点1】石蜡疗法。

1.治疗作用。①温热作用：减轻疼痛，缓解痉挛，加强血液循环；②机械作用：石蜡冷却时体积缩小10%～20%，对组织产生机械压迫作用，从而促进水肿消散；③滑润作用：软化瘢痕。

2.禁忌证：高热、昏迷、急性化脓性炎症、风湿性关节炎活动期、结核、孕妇腰腹部、恶性肿瘤、出血倾向。周围神经损伤等引起的局部感觉障碍者慎用。

【考点2】湿热袋敷疗法的禁忌证：局部感染、开放性伤口、皮肤病、恶性肿瘤、活动性肺结核、高热、极度衰竭、出血倾向、局部循环障碍及感觉障碍等。

【冷疗法、水疗法】

【考点1】冷疗法是采用0℃以上的寒冷刺激皮肤或黏膜以治疗疾病的一种低温疗法。低温疗法分为冷疗法和冷冻疗法。冷冻疗法的治疗温度在0℃以下，其中−100℃以下的治疗为深度冷冻疗法。

【考点2】冷疗的禁忌证：动脉硬化、闭塞性脉管炎、雷诺病、红斑狼疮、高血压、心肺肾功能不全、恶病质、冷过敏等。冷刺激不宜用于有血液循环障碍、感觉障碍的部位。

【考点3】水疗分类。

1.按温度分类。①冷水浴：水温<26℃；②凉水浴：水温为26～33℃；③不感温水浴：水温为34～36℃；④温水浴：水温为37～38℃；⑤热水浴：水温>39℃。

2.按水压分类。①低压淋浴：水压在1个大气压力以下；②中压淋浴：水压为1～2个大气压力；③高压淋浴：水压为2～4个大气压力。

【考点4】水疗的禁忌证：重症动脉硬化、活动性肺结核、恶性肿瘤、心肺肾脏功能代偿不全、身体极度衰弱、各种出血倾向等。

【牵引技术】

【考点1】治疗作用：增大关节间隙、缓解肌肉痉挛、改善局部血液循环、改善或恢复关节活动范围、矫治关节畸形。

【考点2】适应证。

1.脊柱牵引：用于椎间盘突出、脊柱小关节紊乱、颈背痛、腰背痛及腰腿痛等。

2.四肢牵引：用于四肢关节挛缩、四肢关节骨折且不能或不适宜手术复位的患者。

【考点3】禁忌证。

1.牵引禁忌证：恶性肿瘤、急性软组织损伤、先天性脊柱畸形、脊柱退行性滑脱、脊柱化脓性炎症、脊髓明显受压、严重的骨质疏松及伴有高血压或心血管疾病的患者。

2.不适宜颈椎牵引：类风湿关节炎或颈椎活动过度引发的颈椎韧带不稳，寰枢关节半脱位并伴有脊髓受压症状，急性"挥鞭样"损伤等。对椎基底动脉供血不足的患者也应慎重进行。

3.不适宜腰椎牵引：孕妇、妇女月经期、有明显的马尾神经受压症状、急性胃十二指肠溃疡、腹主动脉血管瘤、慢性阻塞性肺疾病或其他引起呼吸困难的疾病等。

【关节活动训练】

【考点1】基本原则。①逐步、反复多次；②安全：在无痛或轻微疼痛、患者能耐受的范围内进行，避免发生软组织损伤；③顺序原则：从远端向近端的顺序；④综合治疗；⑤功能活动的原则。

【考点2】被动关节活动度训练。

1.定义：指患者完全不用力，全靠外力来完成关节活动的运动训练方法。外力来自治疗师、患者健肢或各种康复训练器械。

2.适应证：患者不能主动活动肢体，处于昏迷、麻痹状态，存在炎症反应，主动关节活动导致疼痛。

3.禁忌证：各种原因所致的关节不稳、骨折未愈合又未作内固定、骨关节肿瘤、全身情况极差、病情不稳定等。

【考点3】主动关节活动度训练的适应证：可主动收缩肌肉的患者，且肌力大于3级。

【考点4】持续被动关节运动训练（CPM）的特点：①与一般被动运动相比，其作用时间长，运动缓慢、稳定、可控，故更安全、舒适；②与主动运动相比，CPM不引起肌肉疲劳，可长时间持续进行，关节受力小，可在关节损伤或炎症早期应用且不引起损害。

【关节松动术】

【考点1】手法分级。

分级	具体操作	治疗
Ⅰ级	在关节活动的起始端，小范围、节律性地来回推动关节	因疼痛引起的关节活动受限
Ⅱ级	在关节活动允许范围内，大范围、节律性地来回推动关节，但不接触关节活动的起始端和终末端	因疼痛引起的关节活动受限
Ⅲ级	在关节活动允许范围内，大范围、节律性地来回推动关节，每次均接触到关节活动的终末端，并能感觉到关节周围软组织的紧张	关节疼痛并伴有僵硬
Ⅳ级	在关节活动的终末端，小范围、节律性地来回推动关节，每次均接触到关节活动的终末端，并能感觉到关节周围软组织的紧张	关节因周围组织粘连、挛缩而引起的关节活动受限

【考点2】治疗作用：缓解疼痛、改善关节活动范围、增加本体感觉反馈。

【考点3】禁忌证：关节活动已经过度、外伤或疾病引起的关节肿胀（渗出增加）、关节的炎症、恶性疾病以及未愈合的骨折。

【肌力与肌耐力训练】

【考点1】肌力训练。

1.基本原理：①肌肉适应性改变；②超量恢复。

2.基本原则。①施加适当阻力；②超量负荷；③反复训练；④适度疲劳；⑤选择适当运动强度：肌收缩强度为最大收缩强度的40%时，运动单位募集率低，主要募集Ⅰ型肌纤维，增强耐力。收缩强度增加时，募集率增高，Ⅱa型、Ⅱb型肌纤维参与收缩，增强肌力。

【考点2】肌耐力训练与肌力训练的区别：增强肌力采用高强度，少重复训练。增强耐力采用小强度，多重复训练。

【牵张训练】

【考点1】 牵张训练是使病理性缩短的软组织（肌腱、肌肉、韧带、关节囊等）延长的治疗方法。

【考点2】 治疗原则。

1.牵张前应用放松技术、热疗和热敷使肌肉放松。

2.牵张力量应轻柔、缓慢、持续，达到一定力量并持续一定时间，休息片刻再重复牵张。

3.牵张后应用冷疗或冷敷，以减少牵张所致的肌肉酸痛，冷疗时仍应将关节处于牵张位。

4.在获得进展的活动范围内进行主动训练，可增加肌肉功能，加强肌肉间的平衡能力。

【考点3】 禁忌证：①骨性关节活动障碍、新近的骨折、血肿或其他软组织创伤；②关节活动或肌肉被拉长时出现剧烈疼痛；③紧张组织和周围区域的急性炎症或感染；④挛缩或缩短可替代（或增加）关节稳定性或成为功能活动基础时，如麻痹、肌无力等；⑤神经损伤或吻合术后1个月；⑥严重的骨质疏松。

【有氧、呼吸、放松训练】

【考点1】 有氧训练是指采用中等强度、大肌群、动力性、周期性运动，以提高机体氧化代谢能力的锻炼方式。

【考点2】 呼吸训练的基本方法：腹式呼吸训练、呼吸肌训练、缩唇样呼吸训练、咳嗽训练、放松训练、体位引流等。

【考点3】 放松训练的种类：生物反馈、瑜伽、医疗气功、放松性医疗体操等。

【转移训练、轮椅训练】

【考点1】转移训练的适应证。

1. 需他人帮助转移：转移相关的主要关键肌肉肌力≤2级，无法完成独立转移和生活自理的患者。

2. 独立转移训练：转移相关的主要关键肌肉肌力≥3级，要求恢复独立转移能力的患者。

【考点2】乘坐轮椅者承受压力的主要部位是坐骨结节、大腿及腘窝部、肩胛区。

【考点3】轮椅选择。

1. 座位宽度：测量坐下时两臀间或两股之间的距离，再加5cm，即坐下后两边各有2.5cm的空隙。

2. 座位长度：测量坐下时后臀部至小腿腓肠肌之间的水平距离，再减6.5cm。座位太长会压迫腘窝部。

3. 座位高度：测量坐下时足跟（或鞋跟）至腘窝的距离，再加4cm，在放置脚踏板时，板面至少离地5cm。

4. 扶手高度：坐下时上臂垂直，前臂平放于扶手上，测量椅面至前臂下缘的高度，再加2.5cm。

【作业治疗】

【考点1】作业治疗实施过程中所采用的基本方法是作业活动，包括生活、工作或生产劳动、休闲游戏、社会交往等活动形式。

【考点2】活动特点：针对性、科学性、趣味性、主动性、调节性。

【考点3】治疗作用：①改善躯体感觉和运动功能；②改善认知和感知功能；③改善心理状态；④提高生活自理能力。

【考点4】治疗原则：①作业治疗的内容和方法需与治疗目标一致；

②根据患者愿望和兴趣选择作业活动；③选择患者能完成80%以上的作业活动；④注意对全身功能的影响；⑤作业治疗的选择需与患者所处的环境条件相结合。

【言语吞咽治疗】

【考点1】言语治疗的原则：早期开始、及时评定、循序渐进、及时给予反馈、患者主动参与。

【考点2】言语治疗的形式："一对一"训练、自主训练、小组训练（集体训练）、家庭训练。

【考点3】轻度失语：命名性失语、传导性失语、部分Broca失语和经皮质运动性失语，其治疗目标是改善语言和心理障碍，适应职业需要。此类患者大部分都能恢复工作，生活自理。

【考点4】中度失语：Broca失语、Wernicke失语以及经皮质感觉和运动性失语，其治疗目标是发挥残存能力及改善功能，适应日常交流需要。此类患者可达到日常生活自理的交流水平。

【考点5】重度失语：混合性失语和完全性失语，治疗目标是尽可能发挥残存能力以减轻家庭帮助。此类患者不能达到日常生活自由交流的水平。

【考点6】言语训练开始时间：患者意识清楚，病情稳定，能够耐受集中训练30分钟左右。

【考点7】构音器官训练：松弛训练、呼吸训练、下颌运动功能训练、口唇运动功能训练、舌运动功能训练、鼻咽腔闭锁功能训练（软腭训练）等。

【考点8】吞咽障碍的基础训练：①咽部冷刺激与空吞咽；②声门闭锁训练。

【考点9】摄食训练（直接训练）。

1. 适应证：患者**意识状态清醒**、全身状态稳定、**能产生吞咽反射**、少量吸入或误咽**能通过随意咳嗽咳出**。

2. 体位：患者取**躯干30°仰卧位**，**头部前屈**，偏瘫侧肩部用枕头垫起，辅助者位于患者**健侧**。**颈部前屈**也是预防误咽的一种方法。

3. 食物形态：容易吞咽的食物特征为**密度均一、有适当的黏性、不易松散、通过咽及食管时容易变形、不在黏膜上残留**。另外还需兼顾食物的色、香、味及温度等。

4. 一口量：即摄食时，最适于患者吞咽的每次入口量，正常人的每次入口量约为**20mL**。

【康复工程】

【考点1】 矫形器的作用：**固定和保护、稳定和支持、预防和矫正畸形、代偿和助动作用。**

【考点2】 手杖。①T形单足手杖：**适用于握力好、上肢支撑力强的患者**；②问号形单足手杖；③多脚手杖：稳定性能好，行走步幅慢，适用于较平的路面。

【考点3】 肘拐：可减轻患肢负重的**40%**，主要着力点是**腕关节**。

【考点4】 腋拐：可减轻下肢负重的**70%**，主要着力点是腕关节。腋窝部位长期受压，**易造成腋窝的挫伤及腋窝的血管和神经受损**。

【考点5】 自助具的选用原则与制作原则。

1. 选用原则：以**实用、可靠和经济**为原则，最好是市场有售的用具，**易清洗、易保存、易维修**、安全可靠。无市售品可由作业治疗师制作。

2. 制作原则：①能达到使用目的，并**能改善患者的自理生活能力**；②**简便、易制作、易学**；③美观、坚固、耐用、易清洁、使用方便；④**有可调性**，满足患者需要。

【考点6】 建筑物外部无障碍设施。①坡道：**宽度为1.5m，坡度不大**

于1/12；②触感材料；③音响交通信号。

【神经发育技术】

【考点1】Bobath技术。

1.定义：通过抑制不正常的姿势、病理性反射或异常运动模式，尽可能诱发正常运动，达到提高患者日常生活活动的能力。

2.途径：①维持正常姿势控制；②抑制异常病理反射和异常运动模式；③控制痉挛。

3.特点：①遵循人体发育的规律，关键点的控制是此技术手法操作的核心；②利用各种反射促进或抑制肌肉张力和平衡反应，增加运动功能；③采用感觉刺激帮助肌张力的调整。

【考点2】Brunnstrom技术。

1.定义：是在中枢神经系统损伤初期，利用协同运动等病理运动模式和反射模式作为促进手段，然后再把这些运动模式逐步修正成功能性运动，以恢复运动控制能力的方法。

2.原则。①遵循恢复六阶段理论；②利用反射和联合反应：启动运动，并对运动进行修正。

【考点3】Brunnstrom偏瘫运动功能评价。

分期	上肢	手	下肢
1期	弛缓，无随意运动		
2期	开始出现痉挛、肢体共同运动，不一定引起关节运动	稍出现手指屈曲	最小限度的随意运动，开始出现共同运动或其成分
3期	痉挛显著，可随意引起共同运动，并有一定的关节运动	能全指屈曲，钩状抓握，但不能伸展，有时可反射性引起伸展	随意引起共同运动或其成分：坐位和立位时髋、膝、踝可以协同性屈曲

分期	上肢	手	下肢
4期	痉挛开始减弱，出现脱离共同运动模式的分离运动：手能置于腰后部；上肢前屈90°（肘伸展）；屈肘90°，前臂可以旋前旋后	能侧捏及松开拇指，手指能半随意、小范围地伸展	开始脱离协同运动的运动：坐位时，足跟触地，踝能背屈；坐位时，足可向后滑动，使屈膝>90°
5期	痉挛明显减弱，基本脱离共同运动，能完成复杂分离运动：上肢外展90°（肘伸展）；上肢前平举及上举过头顶；肘伸展位前臂能旋前旋后	手掌抓握，能握圆柱状及球形物，但不熟练；能随意全指伸开，但范围大小不等	从共同运动到分离运动：立位时，髋伸展位能屈膝；立位时，膝伸直、足稍向前踏出，踝能背屈
6期	痉挛基本消失，协调运动正常或接近正常	能进行各种抓握；全范围地伸指；可进行单个指活动，但比健侧稍差	协调运动大致正常；立位时，髋能外展；坐位时，髋可交替地内外旋，并伴有踝内外旋

【考点4】神经肌肉本体感觉促进技术（PNF）。

1.定义：通过刺激人体本体感受器，激活和募集最大数量的运动肌纤维参与活动，促进瘫痪肌肉收缩，同时通过调整感觉神经的兴奋性以改变肌肉的张力，缓解肌痉挛。

2.特点：①肢体、躯干和头部等多关节、多轴位的螺旋对角旋转的运动模式；②通过发展感觉，尤其是本体感觉促进运动，并注重运动的控制；③可通过被动或主动活动实现。

【考点5】Rood技术：利用温、痛、触觉、视、听、嗅等多种感觉刺激，调整感觉通路上的兴奋性，以加强与中枢神经系统的联系，达到神经运动功能的重组。

【运动再学习技术】

【考点1】运动再学习：是把中枢神经系统损伤后恢复运动功能的训

练视为一种再学习或重新学习的治疗方法。

【考点2】特点：主动性、科学性、针对性、实用性、系统性。

【考点3】原则：①强化训练和训练；②保持软组织的长度和柔韧性；③预防失用性肌萎缩；④对严重的肌肉过度活动，用较长时间的冰疗可能有好的效果。

【理论基础及特点】

【考点1】理论基础：以整体观念为主导思想，以脏腑经络的生理病理为基础，以辨证施治为诊疗特点。

【考点2】基本特点。①整体观念：指人体本身的整体性，以及对人与自然相互关系统一性的整体认识；②辨证论治。

【常用传统治疗方法】

【考点1】推拿的分类：推揉、摩擦、拿按、叩击、振动和摇动。

【考点2】推拿的禁忌证：各种急性传染病；恶性肿瘤的局部；溃疡性皮肤病；烧伤、烫伤；感染性化脓性病和结核性关节炎；严重心脏病、肝病；胃、十二指肠急性穿孔等急腹症；严重的精神疾病、依从性差者；年老体弱及危重病患者。

【考点3】针灸的治疗原则。①标本缓急，治病求本；②补虚泻实；③三因制宜：因时、因地、因人制宜。

第四章　外科疾病

【外科急性感染】

【考点1】根据感染部位选择理疗。①浅部感染：选紫外线、辐射热和传导热的物理因子，如红外线、激光、微波或毫米波；②深部感染：以内生热为主的物理因子，如短波、超短波、微波和毫米波等。

【考点2】疖。

1. 提高免疫功能。①紫外线疗法：亚红斑量；②日光浴；③温水浴、矿泉浴或盐水浴；④有氧运动。

2. 消炎、抗感染、促进吸收和愈合。①短波、超短波或微波疗法：无热量；②He-Ne激光疗法：适用于面部范围较小的疖；③紫外线疗法：早期红斑量。形成脓肿不可逆转，用中心重叠照射法，病灶强红斑量。脓已排出的疖，用红斑量；④直流电药物离子导入疗法。

【考点3】蜂窝织炎。

1. 早期浸润期。①短波或超短波疗法：无热量或微热量；②直流电药物离子导入疗法；③紫外线疗法；④运动疗法：适用于肢体蜂窝织炎，抬高患肢，踝泵运动以减轻肿胀。

2. 吸收修复或慢性期。①红外线疗法；②蜡疗法；③微波疗法：微热或温热量；④磁疗法；⑤正压顺序循环疗法。

【周围血管和淋巴管疾病】

【考点1】下肢深静脉血栓形成的治疗。①超短波疗法：早期无热量；②直流电疗法；③蜡疗法：适用于周围型非急性期的患者；④磁场疗法。

【考点2】血栓闭塞性脉管炎的治疗。①超短波疗法；②紫外线疗法：沿患肢血管走行区轮流照射法适用于早期，病灶局部照射法适用于合并感染患者；③高压电位治疗；④磁场疗法；⑤水疗法：温水浴，全身气泡浴。

【烧伤后】

【考点1】烧伤早期创面治疗。①水疗；②电光浴、红外线照射疗法：大面积烧伤采用全身或局部电光浴，小面积烧伤采用红外线照射；③紫外线疗法：创面坏死组织或脓性分泌物较多，肉芽生长不良，用中或强红斑量照射；当分泌物减少或脱痂露出新鲜肉芽组织时，减量至阈红斑量。浅平而新鲜的创面用亚红斑量；④毫米波疗法。

【考点2】烧伤后期创面治疗。①音频电疗；②蜡疗：不适用于肥厚性瘢痕增殖期；③超声波法：瘢痕凹凸不平选用水下法或水囊法，小剂量或中剂量；④红外线：不适用于肥厚性瘢痕增殖期；⑤紫外线：小剂量对愈合不稳定的烧伤新生皮肤有促进瘢痕老化的作用；⑥直流电碘离子导入。

【考点3】体位摆放。

1.伤后48小时内平卧，休克期后若头面部有烧伤，床头抬高30°，有利于头面部消肿，1周后恢复平卧。

2.颈前烧伤，去枕保持头部充分后仰，颈后或两侧烧伤保持颈部中立位，预防颈两侧瘢痕挛缩畸形。

3.上肢屈侧烧伤或环形烧伤，肘关节置于伸直位。烧伤以背侧为主，保持肘关节屈曲70°～90°，前臂保持中立位。

4.手背烧伤，将腕关节置于掌屈位，手掌或环形烧伤以背屈为主。全手烧伤，将腕关节微背屈，各指蹼间用无菌纱布隔开，掌指关节自然屈曲40°～50°，指间关节伸直，拇指持外展对掌位，可用夹板作功能位固定

（晚间夹板固定，白天取下活动）。

5.下肢只有前侧烧伤，将膝部微屈10°～20°，也可在膝关节后侧垫高15°～30°。膝关节后侧烧伤，膝关节保持伸直位。

【考点4】肥厚性瘢痕的压力治疗。

1.压力治疗是目前公认的预防和治疗增生性瘢痕最有效的方法。

2.适应证：①烧伤后10天内愈合的伤口无需预防性加压；②11～20天愈合的伤口需预防性加压；③21天以上愈合的伤口必须预防性加压治疗。

3.注意事项。①加压时机：创面愈合后越早开始越好；②每天必须持续加压包扎23小时以上，坚持12～18个月，甚至更长时间，直到瘢痕成熟为止。

【软组织损伤】

【考点1】软组织损伤。

1.急性损伤。①短波或超短波：无热量；②毫米波；③磁疗法；④紫外线照射：弱红斑量；⑤低频或中频电疗。

2.亚急性、慢性损伤。①红外线；②蜡疗；③高频电疗：微热或温热量；④超声波；⑤音频电疗。

【考点2】跟腱炎。

1.消炎、镇痛、软化瘢痕。①急性期：冷疗或无热量短波；②亚急性或慢性期：超声波、红外线、蜡疗、中频电疗、冲击波（不能刺激到小腿三头肌，避免引起跟腱往返滑动）。

2.恢复运动功能：炎症控制后进行牵张训练，促进肌腱纤维排列，增加跟腱强度；渐进增加踝关节背屈活动范围；增强肌力训练。

【腕管综合征、尺神经肘管综合征】

【考点1】腕管综合征治疗。

1.正中神经损伤可用B族维生素。注意保持手腕中立位，避免手腕过度活动。

2.术后腕中立位夹板制动1～2周，允许手指屈伸活动，制动解除后进行屈腕功能活动。

【考点2】尺神经肘管综合征治疗。

1.尺神经受压给予维生素B_1、维生素B_{12}等药物治疗。

2.支具：术后屈肘90°，用肘关节支具固定3周。

3.运动疗法：早期做**手和腕部的主动运动与被动运动**，逐渐开始**肘关节活动度的主动运动与被动运动**。

【关节病变和损伤】

【**考点1**】肩关节周围炎治疗。

1.急性期。①**肩下垂摆动训练**；②**关节活动度训练**：在无痛或轻痛范围内进行；③**肌力训练**；④物理因子治疗：超短波疗法、脉冲磁疗法、超声波疗法、红外线照射、蜡疗等**温热疗法**改善血液循环。等幅中频电疗、调制中频电疗有助于松解粘连。

2.慢性期：采用按摩或手法松动治疗。**冻结期用稍重手法**，目的是缓解疼痛、松解粘连、恢复动能。

【**考点2**】踝关节扭伤治疗。①消炎、消肿：**损伤24小时内以冷疗为主**，急性期无热量的高频电疗。**急性期后选择温热治疗**；②镇痛；③增加关节活动范围；④增强踝关节稳定性：牵张训练增加韧带张力，肌力训练（以**腓骨长短肌训练**为主），借助平衡板进行本体感觉训练。

【**考点3**】膝关节韧带损伤治疗。

1.促进韧带修复：**短波、超短波微热或温热量**。若韧带重建术后使用了金属物固定者，禁用高频电疗，改用**蜡疗**。

2.增加关节稳定性：肌力训练，前交叉以**提高腘绳肌肌力训练**为主，禁忌股四头肌的等张肌力训练，采用多点等长抗阻训练。后交叉韧带以**提高股四头肌训练**为主，禁忌腘绳肌的等张肌力训练，采用多点等长抗阻训练。膝内侧副韧带损伤以**训练内收长肌、半腱肌和半膜肌**为主，外侧副韧带损伤以**训练阔筋膜张肌、股二头肌**为主。后期加强膝关节本体感觉训练，增强关节的保护功能。

【**考点4**】半月板损伤关节镜术后治疗：膝关节限制在**屈曲90°范围内被动运动（CPM）**，运动训练以**闭链运动**为主。提高肌力和本体感觉训练。术后9个月，继续肌力、肌肉耐力、本体感觉功能训练。

【骨折】

【考点1】 上肢骨折康复目标。

1. 肩关节的功能位：肩外展50°，前屈20°，内旋25°。

2. 肘关节的功能位：屈曲90°，其最有用的活动范围为60°～120°。

3. 前臂的功能位：旋前、旋后的中立位，其最有用的活动范围是旋前、旋后各45°。

4. 腕关节的功能位：背伸20°。

【考点2】 下肢骨折康复目标。

1. 踝关节：行走时ROM在70°～110°，当足跟离地时为背屈70°，足趾离地时为跖屈110°。

2. 膝关节：ROM在5°～60°。

3. 髋关节：当足跟着地时屈曲最大，当足跟离地时接近完全伸直。

4. 下肢锻炼的肌肉：臀大肌、股四头肌和小腿三头肌。

【考点3】 骨折固定期（早期）治疗。①主动运动：是消除水肿最有效、最可行和花费最少的方法；②患肢抬高：肢体远端高于近端，近端高于心脏平面；③物理治疗：非金属内固定采用短波或超短波、紫外线神经反射区或健侧相应部位照射、直流电疗、低频脉冲磁疗、沿与骨折线垂直方向按摩器振动治疗等促进骨折愈合。

【考点4】 骨折愈合期（晚期）治疗。

1. 恢复关节活动度。①主动运动：非受累关节进行各运动轴方向的主动运动，每个动作要求达到最大活动范围；②助力运动和被动运动：动作平稳、缓和、有节奏，以不引起明显疼痛及肌肉痉挛为宜；③关节松动术：对骨折愈合良好，僵硬的关节，可配合热疗进行手法松动；④牵张训练：增加关节周围软组织弹性。

2.恢复肌力：①肌力为0～1级时，采用神经肌肉电刺激、被动运动等；②肌力为2～3级时，以主动运动为主，也可进行助力运动。做助力运动时，助力应小；③肌力为4级时，进行抗阻训练。有关节损伤时，以多点抗阻等长收缩训练为主。

【手外伤后】

【考点1】 评定。

1.感觉功能评定：触觉、痛觉、温度觉、两点辨别觉和实体觉测定（Moberg拾物试验）。

2.判断周围神经再生：神经干叩击试验（Tinel征）。

3.灵巧性、协调性评定：Jebson手功能测试、Minnesota操作等级测试（MRMT）、Purdue钉板测试等。

4.手整体功能评定：Carroll手功能评定法、Jebson手功能试验等。

【考点2】 手部不稳定性骨折或复合性骨折脱位，固定3周后再开始主动运动训练。

【考点3】 舟骨骨折：骨折复位需前臂拇人字石膏管型固定。舟骨结节及远端骨折需固定4～8周。

【考点4】 屈肌腱修复术后治疗。

1.术后用背侧动力夹板固定于腕屈曲20°～30°、掌指关节屈曲60°～70°和指间关节伸展位。

2.术后1～4周在夹板限制的活动范围内抗弹性阻力主动伸指训练，再被动屈掌指关节和指间关节，术后第4周开始主动屈指训练。

【考点5】 伸肌腱修复术后治疗。

1.术后用掌侧动力夹板固定于腕背伸30°～45°、掌指关节0°～30°，指间关节完全伸展，利用橡皮筋的拉力伸展指间关节。

2.术后6周后去除夹板，开始主动伸指训练，术后7周开始抗阻力训练。

【考点6】屈肌腱松解术后治疗。①松解术后24小时开始训练。去除敷料，患者主动行勾拳、直拳和完全握拳等运动；②运动疗法：尽力屈伸指间关节达最大范围；③术后2～3周开始日常生活活动训练，术后第6周开始抗阻肌力训练。

【考点7】周围神经损伤术后治疗。

1.佩戴保护性夹板，防止姿势性挛缩。例如，正中神经损伤者，佩戴对指夹板；尺神经损伤者，佩戴掌指关节阻挡夹板；桡神经损伤者，用维持腕关节和掌指关节伸展、拇外展位的腕关节固定夹板。

2.感觉再学习：手感觉恢复的顺序是痛觉、温度觉、32Hz振动觉、移动性触觉、恒定性触觉、256Hz振动觉、辨别觉。感觉训练的次序为保护觉训练（针刺觉、深压觉、冷热觉）、定位觉训练、形状觉训练、织物觉训练。

【颈椎病】

【考点1】牵引疗法。①时间：以15～40分钟为宜；②角度：以颈椎前倾10°～20°较合适；③重量：为体重的15%～20%最佳。

【考点2】颈段硬膜外腔封闭疗法适用于神经根型、交感型颈椎病和颈椎间盘突出症。

【考点3】枕头的合适高度是患者拳头的1.5倍高。

【腰椎间盘突出症】

【考点1】治疗原则。①椎间盘纤维环未破裂型：以非手术治疗为主；②椎间盘纤维破裂型：以手术治疗为主。

【考点2】康复治疗。

1.卧床休息：时间以4～7日为宜。绝对卧床最好不要超过1周，时间过长，可造成肌肉失用性萎缩、心血管疾病和骨质疏松等。

2.慢速牵引：适用于**腰椎间盘突出症、腰椎退行性变引起的腰腿痛，急性腰扭伤，腰椎小关节疾病**。由于其牵引重量小，作用缓慢，不良反应比快速牵引少，但因牵引时间长，胸腹部压迫重，呼吸运动受到明显限制，故对**老年人尤其是有心肺疾病的患者应特别谨慎**。

3.快速牵引：适用于**腰椎间盘突出症、腰椎小关节紊乱、腰椎假性滑脱、早期强直性脊柱炎**。禁忌证：**重度腰椎间盘突出症**、腰脊柱结核和肿瘤、骶髂关节结核、**马尾肿瘤**、**急性化脓性脊柱炎**、椎弓崩裂、重度骨质疏松症、孕妇、腰脊柱畸形、**较严重的高血压**、心脏病及有出血倾向的患者。

4.骶裂孔硬膜外注射适用于**下腰椎的椎间盘突出**，$L_{4\sim5}$和$L_5\sim S_1$。

5.Mckenzie疗法：椎间盘后方移位时，若伸展使疼痛向心化或减轻，则用**伸展原则**；椎间盘前方移位时，若屈曲使疼痛向心化或减轻，则用**屈曲原则**。神经根粘连用**屈曲原则**。

【椎弓峡部崩裂和脊柱滑脱】

【考点1】椎弓峡部裂引起的腰椎滑脱的Ⅰ°和Ⅱ°者可采取**非手术治疗**；严重腰椎滑脱，Ⅲ°以上滑脱者采取**手术治疗**。

【考点2】椎弓峡部崩裂和脊柱滑脱的手术指征：①**持续性腰背疼痛，经保守治疗无法缓解**；②伴有持续性神经根压迫症状，以及椎管狭窄症状，影像学证实具有明显椎管狭窄；③严重腰椎滑脱，Ⅲ°以上滑脱者。

【类风湿脊柱炎】

【考点1】一般治疗：**休息，活动期关节制动，恢复期关节功能锻炼**。剧烈疼痛患者需完全卧床休息，病变关节用夹板短期固定，**不超过3周**。

【考点2】关节制动：夹板固定作用是保存病变关节的功能。固定夹板仅用于急性期。通常用于腕、掌指关节和指间关节，不用于肩关节和髋关节，肘关节和膝关节只有在不稳定时才用。

【考点3】物理治疗。①冷疗：常用于关节急性炎症期肿痛明显时；②超短波：无热量或微热量，用于急性期；③紫外线：弱红斑量或红斑量；④蜡疗：用于症状缓解期，可用盘蜡法；⑤按摩和牵张训练；⑥肌力训练。

【特发性脊柱侧凸】

【考点1】运动疗法：采用矫正体操、不对称爬行。

【考点2】神经肌肉电刺激。

1.适应证：适用于儿童和青少年的轻度特发性脊柱侧凸。

2.注意事项：选择正确的刺激部位，适当的刺激强度和长期治疗。每天应坚持8小时以上的电刺激，直至脊柱骨发育成熟后停止。电刺激治疗不适用于脊柱骨发育成熟的患者。

【考点3】牵引：单纯牵引不能矫正脊柱侧弯，但可作为脊柱侧弯的术前准备，使术中达到最大限度的矫正而不致产生神经损伤。

【考点4】矫形器。

1.作用原理：根据生物力学三点或四点矫正规律来矫正侧弯。三点加力应用于单纯胸腰段侧弯或腰段侧弯，四点加力应用于双侧弯。

2.适应证：①Cobb角为20°～40°，且骨骼未发育成熟以前的特发性脊柱侧凸；②Cobb角＞45°，需等待手术时机者，在术前穿戴矫形器可防止畸形进一步加大。

3.注意事项。①保证佩戴时间：第一天3～5小时，2周后每天穿戴22～23小时；②定期复查；③坚持佩戴；④停止佩戴矫形器方法：在确定脊柱侧弯稳定后方可停止佩戴；⑤配合做运动疗法。

【人工关节置换术后康复】

【考点1】术后并发症：早期有**深静脉血栓形成**、**肺栓塞**、感染、神经和血管损伤、全髋关节置换术后还可出现**假体脱位**，远期可出现**骨折、异位骨化**等。

【考点2】●标准髋臼假体的位置是**前倾15°±10°，外翻40°±10°**。

【考点3】●功能解剖基础。①颈干角：股骨颈与股骨干的夹角，正常成人为**127°（125°～130°）**。大于此角为髋外翻，小于此角为髋内翻；②前倾角：矢状面股骨颈的长轴线与股骨干的纵轴线的夹角，正常成人为**13°（12°～15°）**。

【考点4】康复治疗的原则：**早期开始、循序渐进、全面训练、个别对待**。

【考点5】全髋关节置换术后康复。

1.防止关节脱位：卧位，**伸直术侧下肢、髋外展15°～30°**，穿丁字鞋防髋关节外旋。

2.坐位，不宜久坐，每次<30分钟，**床上坐位屈髋<45°，床旁坐位屈髋<90°**，同时避免屈膝、髋内收和内旋。

3.肌力训练：着重训练**臀中肌、臀小肌、股四头肌和腘绳肌**等，以**等长肌力训练**为主。

4.避免将关节放置在易脱位的体位，例如：①**髋关节内收、内旋、半屈曲位**；②**髋关节过度屈曲、内收、内旋位**。

【考点6】全膝关节置换术后康复。

1.恢复关节活动范围：**术后第1周屈膝控制在90°内，术后第2周屈膝应超过90°**，甚至能达到120°。

2.肌力训练：着重训练**股四头肌、腘绳肌、髋伸展和内收肌群**，以**多点等长收缩运动、闭链运动**训练为主。

3.站立负重和步行训练：**拔出引流管后**尽早下地负重和借助步行器行走训练，坐位和站立转移训练等。

【截肢术后康复】

【考点1】残肢外形以**圆柱状**为佳。

【考点2】假肢长度：小腿假肢，**双侧下肢应等长**。大腿假肢，**假肢侧可比健侧短1cm左右**。

【考点3】假肢使用训练。①步行训练：迈步和步行训练需**在平行杠内进行**，要求平行杠长度在**6m以上**；②上下台阶步行训练：上台阶时，**健侧先上**；下台阶时，**假肢先下**。

【脑卒中的康复】

【考点1】治疗原则（八大原则）：①尽早，神志清楚、生命体征平稳即可开始康复；②主动；③科学；④综合；⑤针对；⑥适应；⑦全面；⑧全程。

【考点2】早期康复。

1. 体位变换：2小时转换1次，减少仰卧位。

2. 良肢位摆放。①健侧卧位；②患侧卧位：患侧上肢自然前伸，掌心向上（上肢旋后）；③仰卧位（过渡体位）：患侧上肢自然伸展，掌心向上（上肢旋后）。

3. 关节被动运动（扩大和维持关节活动范围）：先健侧后患侧，从近端到远端。

【考点3】恢复期康复。

1. 抑制躯干和躯体痉挛的训练：先躯干后四肢，先近端后远端。

2. 感觉障碍恢复训练：感觉刺激要适度，训练时同一动作要反复多次，训练应循序渐进。

【脊髓损伤及脊髓炎康复】

【考点1】神经损伤平面：指脊髓损伤后在身体两侧有正常的感觉和运动功能的最低脊髓节段。

【考点2】运动神经平面：①确定脊髓损伤水平时，该节段关键肌的肌力必须达到3级，此关键肌头端节段的另一肌的肌力必须达到4级以上；②正常两侧运动平面的总积分为100分。

【考点3】运动神经平面的关键肌。

平面	关键肌	平面	关键肌
C_5	屈肘肌（肱二头肌、旋前圆肌）	L_2	屈髋肌（髂腰肌）
C_6	伸腕肌（桡侧腕长伸肌，桡侧腕短伸肌）	L_3	伸膝肌（股四头肌）
C_7	伸肘肌（肱三头肌）	L_4	踝背伸肌（胫骨前肌）
C_8	中指屈指肌（指深屈肌）	L_5	长伸趾肌（趾长伸肌）
T_1	小指外展肌	S_1	踝跖屈肌（腓肠肌、比目鱼肌）

【考点4】感觉神经平面：感觉检查的必查部分是身体两侧28对皮区关键点，每个关键点要检查针刺觉和轻触觉，正常者两侧针刺觉或轻触觉的总积分为112分（需要分别记分）。

【考点5】感觉神经平面的关键点。

平面	部位	平面	部位
C_2	枕骨粗隆	T_8	第8肋间
C_3	锁骨上窝	T_9	第9肋间
C_4	肩锁关节顶部	T_{10}	第10肋间（脐水平）
C_5	肘前窝外侧面	T_{11}	第11肋间
C_6	拇指近节背侧皮肤	T_{12}	腹股沟韧带中部
C_7	中指近节背侧皮肤	L_1	T_{12}与L_2之间上1/3处
C_8	小指近节背侧皮肤	L_2	大腿前中部
T_1	肘前窝尺侧面	L_3	股骨内上踝
T_2	腋窝	L_4	内踝

平面	部位	平面	部位
T₃	第3肋间	L₅	足背第3跖趾关节
T₄	第4肋间（乳线）	S₁	足跟外侧
T₅	第5肋间	S₂	腘窝中点
T₆	第6肋间（剑突水平）	S₃	坐骨结节
T₇	第7肋间		

【考点6】完全性损伤：指损伤后**不存在骶残留**。如有部分保留区也**不超出3个节段**。完全性损伤的确定必须在**脊髓休克消失后**才可作出。

【考点7】不完全性损伤：指**有明确的骶残留**和部分保留区**超过3个节段**即可确定。

【考点8】ASIA损伤分级。

ASIA分级		临床表现
A级	完全性损伤	S₄~₅无感觉、运动功能，亦无骶残留
B级	不完全性损伤	损伤水平下包括S₄~₅保留感觉功能，无运动功能
C级	不完全性损伤	损伤水平下保留运动功能，且损伤平面以下至少一半的关键肌肌力小于3级
D级	不完全性损伤	损伤水平下保留运动功能，且损伤平面以下至少一半的关键肌肌力大于或等于3级
E级	正常	运动与感觉功能正常

【考点9】脊髓损伤平面与功能恢复预测：①C₁~₃损伤**不能步行**；②C₇~T₁损伤**轮椅基本独立**；③T₆~T₁₂损伤可进行**治疗性步行**；④L₁~₃损伤可进行**家庭性步行**；⑤L₄~S₁损伤可进行**社区性步行**。

【考点10】急性期康复。

1. 坐起训练：尽早（内固定术后1周左右）开始坐起训练。利用摇床逐步抬高床头角度，从30°开始。观察患者有无不良反应，如头昏、眼花、心慌、无力、恶心等。当患者有不适时即放下。如无不良反应可将患者床头每天升高5°～10°，直到坐位90°，可坐30分钟而无不良反应。

2. 站立训练：利用电动起立床进行站立训练。从倾斜20°开始，最终让患者处于90°直立位。

【考点11】恢复期康复。

1. 肌力训练。①目标：使肌力达到3级以上；②完全性脊髓损伤应重点训练肩和肩胛带的肌肉，尤其是背阔肌、内收肌、上肢肌肉和腹肌等。

2. 垫上运动训练：主要进行躯干和四肢的灵活性训练、力量训练和功能性动作的训练。

3. 轮椅训练：伤后2～3个月患者脊柱稳定性良好，坐位训练已完成，能独立坐15分钟以上，可开始进行轮椅训练。

4. 步行训练目标。①治疗性步行：T_6～T_{12}损伤患者佩戴带骨盆托的髋膝踝足矫形器（HKAFO），借助双腋拐短暂步行；②家庭性步行：L_1～L_3损伤可在室内行走，但行走距离不能达到900m；③社区步行：L_4以下损伤穿戴踝足矫形器（KAFO），能上下楼梯，能独立进行日常生活活动，能连续走900m以上。

【周围神经损伤康复】

【考点1】运动疗法：①肌力1级，可进行等长收缩和助力收缩运动；②肌力2级以上，可进行助力收缩和去除重力下主动运动；③肌力3级，可进行抗阻运动，同时进行速度、耐力、协调性和平衡性的训练。抗阻运动原则为大重量、少重复。

【考点2】矫形器：损伤早期应将关节固定于功能位。使用夹板的目的主要是防止挛缩等畸形发生。恢复期有矫正畸形和助动功能。若关节或肌腱已有挛缩，夹板的牵伸作用具有矫正挛缩的功能，动力性夹板可提供或帮助瘫痪肌肉运动。

【帕金森病康复】

【考点1】松弛训练：治疗可在卧位、坐位和站立位进行。开始时要缓慢，转动时要有节奏；从被动转动到主动转动；从小范围转动到全范围转动；转动时使患者没有牵拉的感觉，而只有松弛的感觉。

【考点2】关节活动度训练：采取主动或被动训练方法。

【考点3】移动训练：强调姿势训练和旋转运动。重点是活动伸肌。

【考点4】平衡训练：协助患者训练重心转移，逐渐增加活动的复杂性、增加重心转移的范围，同时配合上肢的训练。

【考点5】步态训练：重点是加快起动速度和步行速度、加大步幅及步基宽的训练，以保证躯干和上肢摆动之间的相互交替的协调。

【考点6】其他训练。①面肌训练；②呼吸功能的训练：强调胸式呼吸；③语言训练；④心理治疗；⑤日常生活功能训练。

【冠状动脉粥样硬化性心脏病】

【考点1】康复分期。

1. Ⅰ期：指急性心肌梗死或急性冠脉综合征住院期康复。CABG或PTCA术后早期康复也属于此列。

2. Ⅱ期：指患者出院开始，直至病情稳定性完全建立为止，时间为5～6周。由于急性阶段缩短，Ⅱ期的时间也逐渐缩短。

3. Ⅲ期：指病情处于较长期稳定状态，或Ⅱ期过程结束的冠心病患者。PTCA及支架置入术后或CABG术后的康复也属于此期。康复程序为2～3个月，自我锻炼应持续终生。

【考点2】适应证。

1. Ⅰ期：患者生命体征稳定，无明显心绞痛，安静状态下心率<110次/min，无心力衰竭、严重心律失常和心源性休克，血压基本正常，体温正常。

2. Ⅱ期：患者病情稳定，运动能力达到3代谢当量（MET）以上，家庭活动时无明显症状和体征。

3. Ⅲ期：临床病情稳定者，包括陈旧性心肌梗死，稳定型劳力性心绞痛，无症状冠心病，冠状动脉分流术、腔内成形术和支架置入术后，心脏移植术后，安装起搏器后。过去被列为禁忌证的一些情况如病情稳定的心功能减退、室壁瘤等现正在被逐步列入适应证的范畴。

【考点3】Ⅰ期康复。

1. 目标：低水平运动试验阴性，可按正常节奏连续行走100～200m或上下1～2层楼而无症状和体征。运动能力达到2～3METs。

2.坐位训练：坐位是重要的康复起始点，应从第一天开始。

3.大便：务必保持通畅。卧位大便时由于臀部位置提高，回心血量增加，使心脏负荷增加，同时由于排便时必须克服体位所造成的重力，故须额外用力（4METs）。因此卧位大便对患者不利。坐位大便（3.6METs）时患者较易排便。

【考点4】Ⅱ期康复。

1.目标：逐步恢复一般日常生活活动能力。运动能力达到4～6METs，提高生活质量。

2.治疗方案：室内外散步，医疗体操（降压舒心操、太极拳等），气功（以静功为主），家庭卫生，厨房活动，园艺活动或在邻近区域购物，作业治疗。活动强度为40%～50%HR$_{max}$，活动时主观用力计分（RPE）不超过13～15。

【考点5】Ⅲ期康复。

1.有氧训练（最重要）最常用的方式：步行、登山、游泳、骑车、中国传统形式的拳操等。

2.运动量：每周总运动量为700～2000cal（相当于步行10～32km）。

3.运动量的基本要素：强度、时间和频率。

4.合适运动量的主要标志：运动时稍出汗，轻度呼吸加快不影响对话，早晨起床时感舒适，无持续的疲劳感和其他不适感。

【考点6】注意事项：①只在感觉良好时运动，感冒或发热症状和体征消失2天以上再恢复运动；②训练必须持之以恒，如休息4～7天以上，再开始运动时宜稍减低强度。

【原发性高血压的康复】

【考点1】治疗原理：①调整自主神经功能；②降低外周阻力；③降

低血容量；④内分泌调整；⑤血管运动中枢适应性改变；⑥纠正高血压危险因素。

【考点2】适应证：1级和2级高血压以及部分病情稳定的3级高血压患者。对于目前血压属于正常高值者，康复治疗有助于预防高血压的发生，达到一级预防的目的。

【考点3】康复方案。

1.有氧训练：强调中小强度、较长时间、大肌群的动力性运动（中～低强度有氧训练），以及各类放松性活动，包括气功、太极拳、放松疗法等。轻症患者以运动治疗为主，2级以上的高血压患者应在降压药物的基础上进行运动疗法。

2.循环抗阻运动：即采用相当于40%最大一次收缩力作为运动强度，做大肌群的抗阻收缩。逐步适应后可按每周5%的增量逐渐增加运动量。

3.太极拳：有助于高血压患者放松和降压。不适宜过分强调高难度和高强度。

【考点4】注意事项：①锻炼要持之以恒，如停止锻炼，训练效果可在2周内完全消失；②高血压合并冠心病时活动强度应偏小；③不要轻易撤除药物治疗，尤其是2级以上的高血压患者；④运动时应考虑药物对血管反应的影响。

【慢性充血性心力衰竭的康复】

【考点1】适应证：稳定性慢性心力衰竭，心功能Ⅰ～Ⅲ级。

【考点2】禁忌证：不稳定性心脏病，合并发热性疾病；急性左心功能不全；运动中血压下降和恶性心律失常，合并栓塞、肺炎等。

【考点3】运动方式：医疗步行、踏车、腹式呼吸、气功、太极拳、放松疗法、医疗体操等。心力衰竭早期的康复治疗主要是呼吸运动、坐位和放松运动。

【考点4】 心功能分级和运动水平。

1. Ⅰ级：平时无自觉症状，可适应一般体力活动，仅在剧烈运动或过度疲劳时才有心悸和呼吸困难。最大持续活动为50cal，间歇活动时为66cal，最大METs为6.5，主观劳累计分为13～15分。

2. Ⅱ级：轻度活动无不适，一般活动时出现心悸、疲劳和呼吸困难。心脏常有轻度扩大。最大持续活动水平为25cal，间歇活动时为40cal，最大METs为4.5，主观劳累计分为9～11分。活动时的心率增加不超过20次/min。

3. Ⅲ级：轻度活动时迅速出现心悸、疲劳和呼吸困难，心脏中度增大，下肢水肿。最大持续活动水平为20cal，间歇活动时为27cal，最大METs为3.0，主观劳累计分为7分。以静气功、腹式呼吸、放松疗法为宜，可做不抗阻的简单四肢活动。活动时心率增加不超过10～15次/min。

4. Ⅳ级：静息时有呼吸困难和心悸，心脏明显扩大，水肿明显。最大持续活动水平为15cal，间歇活动时为20cal，最大METs为1.5。只做静气功、腹式呼吸和放松疗法等不增加心脏负荷的活动。可做四肢被动活动。活动时心率和血压一般无明显增加，甚至有所下降。

【慢性阻塞性肺疾病的康复】

【考点1】 重建腹式呼吸模式。

1. 放松：①前倾依靠位；②椅后依靠位；③前倾站位。

2. 暗示呼吸法：①双手置上腹部法；②两手分置胸腹法；③下胸季肋部布带束胸法；④抬臀呼气法。

3. 缓慢呼吸：有助于减少解剖无效腔，提高肺泡通气量。每分钟呼吸频率控制在10次左右。一般应先呼气，后吸气。

【考点2】 缩唇呼气法：可增加呼气时的阻力，此阻力可向内传至支气管，使支气管内保持一定压力，**防止支气管及小支气管被增高的胸膜腔内压过早压瘪**，增加肺泡内气体排出，减少肺内残气量，从而可以吸入更多的新鲜空气，缓解缺氧症状。其方法为**经鼻腔吸气**，**呼气时将嘴缩紧**，如吹口哨样，在**4～6秒内**将气体缓慢呼出。

【考点3】排痰训练：**体位引流，胸部叩击、震颤及直接咳嗽。**

【考点4】体位引流：分泌物少者，每天上午、下午各引流一次，痰量多者宜每天引流3～4次，**餐前进行**为宜，每次引流一个部位，时间为**5～10分钟**，如有数个部位，总时间**不超过30～45分钟**，以免疲劳。

【考点5】胸部叩击、震颤：治疗者**手指并拢**，掌心成杯状，**运用腕动力量**在引流部位胸壁上叩击、拍打**30～45秒**，**患者可自由呼吸**。叩击拍打后手按住胸壁部加压，治疗者整个上肢用力，此时嘱患者作呼吸，**在深呼气时做颤摩振动。**

【考点6】呼气训练。

1.腹肌训练：腹肌是最主要的呼气肌。患者取仰卧位，腹部放置沙袋做挺腹训练，开始为**1.5～2.5kg**，以后可逐步增加至**5～10kg**，每次腹肌训练5分钟；也可仰卧位做两下肢**屈髋屈膝**，两膝尽量贴近胸壁的训练，以增强腹肌。

2.吹蜡烛法：将点燃的蜡烛放在**口前10cm处**，吸气后用力吹蜡烛，使蜡烛火焰飘动。**每次训练3～5分钟**，休息数分钟，再反复进行。每1～2天将**蜡烛与口的距离加大**，直到距离增加到**80～90cm**。

3.吹瓶法：用两个有刻度的玻璃瓶，瓶的容积为2000mL，各装入1000mL水。训练时用吹气管吹气，使另一个瓶的液面**提高30mm左右**。通过**液面提高的程度**作为呼气阻力的标志。

【考点7】自然疗法：**提高机体抵抗力**是预防COPD发作的基本措施，包括合适的户外运动锻炼、保健按摩等。**空气浴、森林浴、日光浴、冷**

水浴等均有一定效果。

【哮喘】

【考点1】发作期治疗：①放松训练；②光疗法（紫外线、激光）、电疗法、超声雾化吸入等。

【考点2】缓解期治疗。①运动疗法：有氧训练、医疗体操等。每次运动锻炼的时间不宜过长，以10～20min/次为宜；②控制体重；③健康教育；④控制环境诱发因素。

【考点3】注意事项：哮喘的有氧运动训练主要在非发作期进行，必要时配合药物治疗。运动可以诱发哮喘，特别是高强度运动，故要避免跑步、跳绳之类的剧烈运动。运动时不可有明显气喘，运动后不可有显著疲劳感，运动后第二天早晨患者应感觉舒适。

【糖尿病的运动康复】

【考点1】禁忌证：①FPG＞16.7mmol/L（300mg/dl）；②糖尿病酮症酸中毒；③增殖性视网膜病；④肾病（Cr＞1.768μmol/L）；⑤严重心脑血管疾病（不稳定型心绞痛、严重心律失常、血压超过180/120mmHg、一过性脑缺血发作）；⑥合并急性感染；⑦低血糖症及血糖波动过大。

【考点2】一个运动处方应包括运动频率（frequency）、运动强度（intensity）、运动时间（time）和运动类型（type）4个要素，即FITT原则。

【考点3】糖尿病的运动形式：有氧运动、抗阻运动、柔韧性训练。

【考点4】运动治疗：2型糖尿病患者每周应至少参加150分钟的中等（40%～60%VO$_{2max}$）至高强度（＞60%VO$_{2max}$）的有氧运动，并至少分配到3天中进行，不能连续2天以上不运动。最简单常用的有氧运动形式是步行。除了有氧运动锻炼，2型糖尿病患者应参加中等（50%-1RM）至高强度（75%～80%-1RM）的抗阻运动。

【考点5】注意事项：①训练必须包括充分的热身活动和放松运动；②运动训练与口服降糖药或胰岛素的应用相结合；③运动训练的时间应选择在餐后1～2小时；④胰岛素的注射部位应避开运动肌群，以免加快该部位的胰岛素吸收，诱发低血糖，一般选择腹部。

【儿童发育、精神与行为障碍】

【考点1】●孤独症谱系障碍的治疗原则：采用以教育和训练为主、药物治疗为辅的办法。在教育或训练过程中应坚持的原则：①对孩子行为的宽容和理解；②异常行为的改变和变更；③特别能力的发现、培养和转化。

【考点2】●目前孤独症的干预方法很多，但大多缺乏循证医学的证据。尚无最优治疗方案，最佳的治疗方法是个体化的治疗。其中，教育和训练是最有效、最主要的治疗方法。

【考点3】●孤独症谱系障碍的康复治疗。①应用行为分析疗法：主张以行为主义原理和运用行为塑造原理，以正性强化为主促进孤独症儿童各项能力发展。训练强调高强度、个体化、系统化；②结构化教学：核心是增进孤独症儿童对环境、教育和训练内容的理解和服从；③人际关系训练法；④其他治疗：社交故事、音乐治疗、行为矫正、言语治疗、认知疗法等。

【考点4】●注意缺陷多动障碍的康复治疗：①行为矫正疗法；②认知训练；③感觉统合训练；④疏泄疗法；⑤为父母和教师提供咨询。

【其他儿科疾病】

【考点1】臂丛神经损伤的婴儿在怀抱或睡眠时勿使麻痹的上肢受压，应使患侧肩外展外旋，肘屈曲。

【考点2】维生素D缺乏性佝偻病治疗。①日光疗法：2岁以下婴幼儿对日光的敏感性较高，不宜进行全身日光浴；②紫外线照射；③体位矫形：鸡胸等胸廓畸形的患儿可通过俯卧抬头姿势睡硬板床来矫正畸形，重症患儿不宜久坐、久站，甚至应避免直立抱，以免加重畸形；④按摩疗法。

【考点3】严重高胆红素血症患儿经蓝紫光照射治疗无效或出现溶血时需进行换血疗法。

【皮肤科】

【考点1】 银屑病的治疗。①红外线；②长波紫外线照射；③PUVA疗法；④水疗法；⑤三联疗法：联合8-MOP、水浴和紫外线治疗。

【考点2】 带状疱疹的治疗。①红外线；②超短波：患部对置，无热量或微热量；③紫外线照射：照射范围包括病灶区和相应神经根区的上下肋间，并越过脊柱中线2cm。病灶区采用中红斑量，神经根区用强红斑量；④脉冲磁疗；⑤超声波：应用于疱疹后遗神经痛时；⑥毫米波；⑦半导体激光。

【耳鼻咽喉科】

【考点1】 ●鼻窦炎的超短波或短波治疗：采用小功率治疗仪，上颌窦炎于双侧上颌窦体表部位并置；额窦炎用单极法置于额前区；全鼻窦炎于鼻窦区对置，急性期予无热量，慢性期予微热量。

【考点2】 ●扁桃体炎的超短波或短波治疗：采用小功率治疗仪，小号或中号电极，于咽部体表位置斜对置，急性期予无热量，慢性期予微热量。

【疼痛】

【考点1】急性痛：术后痛、创伤后痛、分娩痛、急性带状疱疹痛、心绞痛、肾绞痛以及ICU中的疼痛。

【考点2】慢性疼痛：维持较长时间，大于3个月，常在损伤愈合后仍持续存在。

【考点3】病因。

1.中枢性：丘脑综合征、幻肢痛等。

2.外周性：①内脏痛：冠心病、肾结石、胆石症、消化性溃疡；②躯体痛：深部痛是肌肉、骨、关节、结缔组织疼痛，浅部痛是皮肤疼痛。

3.心因性：癔症性痛、精神病痛等。

【考点4】慢性疼痛三联征：疼痛、睡眠与情绪。

【考点5】目测类比测痛法（VAS）：测定疼痛强度，由一条100mm的直线组成。此法简单、快速、精确、易操作。缺点是不能做患者之间的比较，而只能对患者治疗前后做评价。

【考点6】数字疼痛评分法（NPRS）：用数字计量评测疼痛的幅度或强度。数字范围为0～10。0代表无痛，10代表最痛。常用于评测下腰痛、类风湿关节炎所致的关节痛、癌痛。

【考点7】口述分级评分法（VRS）：此法简单，适用于临床简单的定量评测疼痛强度以及观察疗效的指标。因此法缺乏精确性、灵敏度，故不适宜于科学研究。

【考点8】人体表面积评分法（45区人体评分法）：可应用于有交流

障碍的患者。临床上用于急慢性腰背痛、颈痛及四肢疼痛。

【考点9】药物治疗是疼痛治疗中最基本、最常用的方法。麻醉性镇痛药常用于治疗急性疼痛和慢性顽固性疼痛，特别是癌痛的主要手段。

【痉挛、挛缩】

【考点1】●肌梭是一种感受器，受γ运动神经元支配，对肌肉的牵拉刺激敏感，肌肉收缩时肌梭被缩短。

【考点2】目前，临床上评定痉挛的主要方法是改良Ashworth分级法。手法检查是检查者根据受试者关节被动运动时所感受的阻力来进行分级评定。

【考点3】痉挛的运动疗法：①主动运动痉挛肌的拮抗肌，产生交互性抑制作用，降低肌痉挛；②被动运动时可结合某些反射机制来降低肌张力，例如，被动屈曲足趾可降低肌张力；③深而持久的肌肉按摩或温和地被动牵张痉挛肌，可降低肌张力。

【考点4】矫治关节挛缩的基本方法是被动运动，主要利用软组织的可塑性和对粘连松解的作用。其基本原则：①每次运动要达到关节的最大活动范围；②用力程度以轻度痛感为限。

【言语障碍】

【考点1】失语症病因：脑血管病变（最常见）、脑外伤、脑肿瘤、脑组织炎症、皮克病和阿尔茨海默病等。

【考点2】失语症分类。

1.运动性失语症（表达性失语症）：第三额回后部的言语运动中枢受损引起，表现为患者能理解他人的语言，能发音但不能构成语言。

2.感觉性失语症（Wernicke失语症）：最突出的症状是口语领悟困难。表现为听觉正常，但不能听懂他人的言语的意义，有说话能力，但词汇、语法错误紊乱，**答非所问**，**讲话内容无法使人真正理解**，但能正确模仿他人的语言。

3.命名性失语症：患者言语、书写能力存在，但词汇遗忘很多，**物体名称遗忘尤其明显**。

【考点3】构音障碍分类及症状。

名称	病因	运动障碍性质	言语症状
痉挛型	脑血管病、脑瘫	自主运动出现异常模式，**肌张力增强**，无肌萎缩	**说话费力，音拖长、不自然地中断，音量、音调急剧变化，粗糙音、费力音，鼻音过重**
失调型	肿瘤、酒精中毒	**运动不协调**，肌张力低下，震颤	**韵律失常**，发音中断明显
弛缓型	脑神经麻痹、肌肉本身障碍	肌肉运动障碍，肌力下降，**肌张力降低**，腱反射降低，肌萎缩	不适宜的停顿，**气息音，鼻音减弱**

【吞咽障碍】

【考点1】吞咽反射最主要的动作：①**软腭往上往后顶**，避免鼻腔逆流；②**气道关闭**；③**咽缩肌收缩**推动食团往下；④**环咽肌舒张**以打开进入食管之门。

【考点2】吞咽障碍的临床表现。①**进食或饮水后咳嗽**：饮水后呛咳更明显；②**食物残留口腔**；③**流涎**；④**吸入性肺炎**；⑤进食时**咽食管括约肌不能松弛**，食物停留于食管。

【感知和认知障碍】

【考点1】失认症：感觉到的物像与以往记忆的材料失去联络而变得

不认识，即认识不能，是大脑局部损害所致的一种后天性认知障碍。

【考点2】单侧忽略症：表现为身体活动全部向大脑损伤侧倾斜，如左侧忽略症的患者，不能回答或不能注意左侧的对话者，入门时常碰撞门框的左侧部分，忘记吃盘子左侧的食品，读报纸时漏读左半边的文字等。其并非偏盲，以脑血管病引起最为常见。

【考点3】Gerstmann综合征：包括左右失认、手指失认、失写、失算。其病灶位于左侧顶叶后部与颞叶交界处。

【考点4】遗忘。

1.顺行性遗忘：回忆不出在疾病发生以后一段时间内所经历的事件。遗忘的时间和疾病同时开始。

2.逆行性遗忘：回忆不出疾病发生之前某一阶段的事件。

3.进行性遗忘：记忆的丧失随着病情的发展而逐渐发展。

4.心因性遗忘：是沉重的创伤性情感体验引起，遗忘的内容与某些痛苦体验有关。

【考点5】记忆错误：错构、虚构和柯萨可夫综合征。

【康复分类】

【考点1】 预防性康复：①广泛普及肿瘤防治知识，采取积极措施，预防癌症的发生；②尽早诊断，尽早治疗。

【考点2】 恢复性康复：患者病情得到治疗或控制，进入恢复期后应进行恢复性康复，使患者恢复健康，身心功能障碍降到最低程度或得到代偿，得以自理生活，参加力所能及的工作和活动，回归社会，提高生活质量。

【考点3】 支持性康复：对已缓解的患者及病情继续进展的患者均应进行支持性康复，改善患者身体健康与心理状态，延长存活期，预防或减轻肿瘤残疾和并发症。

【考点4】 姑息性康复：对进入癌症晚期的患者应进行姑息性康复，使患者减轻症状（尤其是癌性疼痛），精神得到支持和安慰，预防和减轻并发症，直至临终。

【疼痛的康复】

【考点1】 癌痛5级评定法。

级别	应用镇痛剂的情况
0级	不需任何镇痛剂
1级	需非麻醉性镇痛剂
2级	需口服麻醉剂
3级	需口服和/或肌内注射麻醉剂

级别	应用镇痛剂的情况
4级	需静脉注射麻醉剂

【考点2】药物疗法。

1.轻度至中度疼痛：采用非阿片类镇痛剂，可先采用阿司匹林、对乙酰氨基酚等解热镇痛剂，效果不佳时改用布洛芬、吲哚美辛等非激素类镇痛剂。

2.中度至较重疼痛：采用弱阿片类镇痛剂，如可待因、芬太尼等。

3.严重疼痛：采用强阿片类镇痛剂，如吗啡、哌替啶、美沙酮等。

4.合理剂量：从小剂量开始，逐步加量，以"需要"为基础，规律给药，维持血液中的有效浓度，避免产生耐药性和成瘾性，尽量避免产生不良反应。

【考点3】放射疗法：对癌症疼痛，尤其是骨转移的癌痛有较好的止痛效果，可在数日内缓解疼痛。同时，放射疗法还有控制癌症的作用。

【躯体康复】

【考点1】活动功能康复。

1.血小板降低者应谨慎运动，过低者禁忌运动；白细胞降低者只能做轻度活动，并应注意适当消毒隔离。

2.贫血及心肺功能下降者应控制运动强度，注意监测疲劳水平。

3.骨转移癌与严重骨质疏松症患者应谨慎运动或使用适当辅助用具；已发生病理性骨折者禁忌患部运动。

【考点2】骨髓造血功能抑制的康复：①增强营养；②改善贫血的药物治疗；③毫米波穴位疗法，取大椎、血海、膈俞等穴位。

【乳癌根治术后】

【考点1】 肩活动功能康复。

1.术后即使术侧肩置于功能位。第1～2天开始肩的被动活动，手术切口引流条未撤除前必须将外展限制于45°内；内旋、外旋不受限制。可早期开始等长收缩。

2.术后第1天开始手指、腕、前臂和肘的主动活动。

3.术后2周后逐步加大术侧肩关节和上肢的活动范围，肩的活动功能训练应坚持1年到半年。

【考点2】 幻乳觉康复：①心理康复；②使用乳房假体；③局部轻柔抚摸；④经皮电神经刺激疗法；⑤避免强电流与强热治疗。

【喉癌全喉切除术后】

【考点1】 吞咽功能康复：①术后患者鼻饲，第4天开始训练吞咽活动，每3～4小时1次，每次数分钟；②全喉切除者术后第10天开始进食训练。

【考点2】 食管言语训练：是全喉切除术后最简便可行的言语康复方法。其不需借助人工装置，不需手术，方法简便，音色和清晰度较好，但基音低、音量较小，声时短，且连贯性较差，说话时有停顿。

微信扫描二维码
进入 VIP 题库做题

做题是巩固知识的必要环节，能有效提升通过率。

易哈佛CEO：山麦

第四篇 专业实践能力

第一章　体格检查

【心肺检查】

【考点1】正常成人心尖搏动位于第5肋间，左锁骨中线内0.5～1.0cm处，距前正中线7.0～9.0cm。

【考点2】心脏触诊。①心尖部抬举性冲动：左心室肥厚的特征性体征；②心前区抬举性冲动（胸骨左缘抬举性冲动）：右心室肥厚的可靠体征；③震荡；④震颤（猫喘）。

【考点3】心左界的叩诊法：自下而上，自外而内。先触及心尖搏动，在心尖搏动外2～3cm处，由外向内沿肋间进行叩诊。

【考点4】心脏听诊。①第一心音：发生在心脏收缩期，音调低，持续时间较长，在心尖搏动处（左第5肋间隙锁骨中线）最清楚。标志心室收缩期的开始；②第二心音：发生在心脏舒张期，音调较高，持续时间较短。标志心室舒张期的开始；③第三心音：发生在快速充盈期末，低频、低振幅；④第四心音（心房音）；⑤收缩期杂音：发生于整个收缩者为全收缩期杂音；⑥舒张期杂音；⑦连续性杂音。

【考点5】临床上，舒张期杂音及连续性杂音均为病理性，而收缩期杂音可为生理性。

【考点6】正常呼吸音。

1.支气管呼吸音：在正常人喉部、胸骨上窝、背部第6～7颈椎及第1～2

胸椎附近均可听到。

2.肺泡呼吸音：正常在乳房下部最明显，肩胛下区次之，再次为腋窝下部，而肺尖及肺下缘的呼吸音最弱。

3.支气管肺泡呼吸音：正常人在胸骨角、背部肩胛间区上部（第3～4胸椎水平）可听到。

【考点7】啰音：按性质及发生原理分为干啰音、湿啰音（水泡音）及捻发音。

【考点8】干啰音。①鼾音：多发生于气管或较大支气管；②哨笛音：多发生于较细的支气管；③哮鸣音。

【考点9】湿啰音（水泡音）。①大水泡音（粗湿啰音）：发生于大支气管或空洞内；②中水泡音（中湿啰音）；③小水泡音（细湿啰音）；④捻发音：老年人或长期卧床患者，可在肺底听到。

【神经反射】

【考点1】浅反射包括角膜反射、腹壁反射、提睾反射、跖反射、肛门反射、球-肛门反射。

【考点2】角膜反射。

1.正常反应。①直接角膜反射：刺激角膜外缘，该眼睑迅速闭合；②间接角膜反射：刺激一侧眼睑，引起对侧眼睑闭合。

2.结果解释。①正常：反射弧为三叉神经眼支至脑桥，再由面神经支配眼轮匝肌，引起眼睑闭合；②直接反射与间接反射均消失：三叉神经病变（传入障碍）；③直接反射消失，间接反射存在：病侧面神经瘫痪（传出障碍）。

3.深昏迷患者角膜反射消失。

【考点3】腹壁反射。

1.操作方法：患者取仰卧位，下肢屈曲，使腹壁松弛，然后用钝头竹签分别沿肋缘下（胸7～8）、脐平（胸9～10）及腹股沟上（胸11～12）的平行方向，由外向内轻划腹壁皮肤。

2. 结果解释。①上部、中部或下部反射消失：分别见于上述不同平面的胸髓病损；②双侧上、中、下部反射均消失：昏迷和急性腹膜炎；③一侧上、中、下部反射消失：同侧锥体束病损。

3. 肥胖者、老年人及经产妇由于腹壁过于松弛也会出现腹壁反射减弱或消失。

【考点4】深反射（腱反射）：刺激骨膜、肌腱等深部感受器完成的反射。其包括肱二头肌反射、肱三头肌反射、桡骨膜反射、膝反射、踝反射（跟腱反射）。

【考点5】病理反射：锥体束病损时，大脑失去了对脑干和脊髓的抑制作用而出现的异常反射。1岁半以内的婴幼儿因神经系统发育未完善，也可出现此类反射，不属于病理性。其包括Babinski征、Chaddock征、Oppenheim征、Gordon征、Gonda征、Hoffmann征、踝阵挛和髌阵挛。

【考点6】脑膜刺激征包括颈强直、Kernig征、Brudzinski征。

【特殊体检】

【考点1】肩部。①肩内收试验（Dugas征/搭肩试验）：阳性提示肩关节脱位；②肱二头肌长头紧张试验（Yargason征）：阳性提示肱二头肌长头腱鞘炎；③肩关节外展试验。

【考点2】肘部。①前臂伸肌牵拉试验（Mill征）：是诊断肱骨外上髁炎（"网球肘"）的特异性征象；②屈肌紧张试验：患者肱骨内上髁处疼痛，即为阳性。多见于肱骨内上髁炎。

【考点3】直腿抬高试验的正常反应：正常人下肢可抬高70°以上。

【考点4】直腿抬高加强试验可区分髂胫束、腘绳肌或膝关节后关节囊紧张造成的直腿抬高受限。

【考点5】抽屉试验。①正常反应：正常人可有少许（0.5cm）前后活动；②结果解释：过度向前移位（1cm）为前交叉韧带损伤，过度向后移位为后交叉韧带损伤，过度向前、向后移位为前、后交叉韧带损伤。

【肌力评定】

【考点1】 Lovett分级法。

分级	表现
0	不能感觉到肌肉收缩
1	可扪及肌肉轻微收缩，无关节活动
2	在消除重力姿势下能做全关节活动范围的运动
3	能抗重力做全关节活动范围的运动，但不能抗阻力
4	能抗重力和一定的阻力
5	能抗重力和充分的阻力

【考点2】 徒手肌力评定分别采用重力检查、肌肉收缩检查、抗阻检查和运动幅度检查方法。首先应采用重力检查（垂直方向上抗重力的全关节活动范围的主动收缩）。

【考点3】 徒手肌力评定的记录方法。

1.若所测部位存在被动运动受限时，应记录可动范围的角度，然后再记录该活动范围时的肌力级别。

2.若同时存有痉挛，可加"S"或"SS"；若同时存有挛缩，可加"C"或"CC"。

3.深部肌肉1级和0级情况有时难以辨别，可加用"?"表示。

【考点4】 简单仪器评定：患者局部肌肉（或肌群）的徒手肌力已达3

级以上时，可借助测力计（握力计、捏力计、拉力计或水银血压计等）进行肌力测定。

【考点5】拉力指数=拉力（kg）/体重（kg）×100%。正常值：男性为体重的1.5～2倍，拉力指数为150%～200%；女性为体重的1～1.5倍，拉力指数为100%～150%。进行背拉力测试时，腰椎应力可极大增加，易引起腰痛发作，故不适用于腰痛患者和老年人。

【考点6】肌力3级或3级以下者无法进行等速肌力测试，须采用徒手肌力检查方法。

【考点7】等速肌力测试速度：角速度≤60°/s为慢速测试，主要用于肌力测试；角速度≥180°/s为快速测试，主要用于肌肉耐力测试；角速度在60°～180°之间为中速测试，同样用于肌力测试。为了避免测试中肌肉疲劳，通常先测肌肉力量，再测肌肉耐力。

【肌张力评定】

【考点1】改良Ashworth分级法。

级别	评定标准
0级	无肌张力增加
1级	肌张力略微增加，受累部分被动屈伸时，在关节活动范围末呈现最小的阻力或出现突然卡住和释放
1+级	肌张力轻度增加，在关节活动范围后50%范围内出现突然卡住，然后在关节活动范围的后50%均呈现最小的阻力
2级	肌张力较明显地增加，通过关节活动范围的大部分时，肌张力均较明显地增加，但受累部分仍能较易地被移动
3级	肌张力严重增高，被动运动困难
4级	僵直，受累部分被动屈伸时呈现僵直状态，不能活动

【考点2】生物力学方法。①钟摆试验：常用于下肢痉挛评定，尤其是股四头肌和腘绳肌，其特点为重测信度较高，与Ashworth分级法相关性较好，并可应用于普通的装置上；②等速装置评定。

【考点3】电生理方法：用于评定痉挛和肌张力过强。主要方法包括表面电极肌电图、H反射、F波反应、紧张性振动反射、屈肌反射反应、腰骶激发电位和中枢传导等。

【考点4】上肢肌张力低下采用上肢下落试验评定。

【关节活动范围】

【考点1】小型半圆形量角器：为指关节测量器。

【考点2】量角器位置：量角器的轴心与所测关节的运动轴心对齐，固定臂与构成关节的近端骨长轴平行，移动臂与构成关节的远端骨长轴平行。

【考点3】记录方法。

1.关节活动度：确定关节活动度的方法是中立位（解剖0°位）法，即将解剖学中立位的肢体位置定为0°。

2.主动关节活动度和被动关节活动度：如患者存在关节活动受限，应先测量主动关节活动范围，再测量被动关节活动范围。

【考点4】生理性抵抗：软组织抵抗、结缔组织抵抗和骨抵抗。

【考点5】病理性抵抗：软组织抵抗、结缔组织抵抗、骨性抵抗和虚性抵抗。

【平衡功能评定】

【考点1】Berg平衡量表评定标准。

1.每项分5级，即0、1、2、3、4级。最高得4分，最低得0分，总积分最高为56分，最低分为0分。

2.0～20分：提示患者平衡功能差，需要乘坐轮椅。

3.21～40分：提示患者有一定的平衡能力，可在辅助下步行。

4.41～56分：提示患者平衡功能较好，可独立步行。

5.＜40分：提示有跌倒的危险。

【考点2】平衡功能评定的注意事项：①采用仪器评定时，60秒直立困难的病例可进行30秒测试；②对于不能站立的患者，可评定坐位平衡功能。

【协调功能评定】

【考点1】评定内容：指鼻试验、肢体放置、轮替试验、还原试验、握拳试验、旋转试验、跟-膝-胫试验、画圆试验等。

【考点2】评分标准。

1分：不能完成活动。

2分：重度障碍。仅能完成发起运动，不能完成整个运动。运动无节律性，明显地不稳定或摆动，可见无关的运动。

3分：中度障碍。能完成指定的活动，但动作速度慢、笨拙、不稳定。在增加运动速度时，完成活动的节律性更差。

4分：轻度障碍。能完成指定的活动，但完成的速度和熟练程度稍差。

【考点3】注意事项：①评定时患者必须意识清晰；②注意双侧对比；③注意被检肢体的肌力，当肌力不足4级时该项评定无意义。

【心电运动试验】

【考点1】运动方式：活动平板、踏车运动、手摇车运动试验、等长收缩运动。

【考点2】试验分类。

1. 极量运动试验：用于正常人和运动员最大运动能力的研究。

2. 症状限制性运动试验：以运动诱发呼吸或循环不良的症状和体征、心电图异常及心血管运动反应异常作为运动终点。

3. 低水平运动试验。

4. 定量行走试验。

【考点3】活动平板试验。

1. Bruce方案：是应用最广泛的方案，通过增加速度和坡度（同时）来增加运动强度。

2. Naughton方案：运动起始负荷低。

3. Balke方案：速度固定，通过增加坡度来增加运动负荷。

4. STEEP方案：通过增加速度或坡度来实现（不同时增加）。

【考点4】心电运动中以心电图连续监护，每级运动末30秒记录心电图，并同时测量血压。

【考点5】正常人运动负荷每增加1MET，心率应增加8～12次/min。

【考点6】运动负荷每增加1MET，收缩压相应增高5～12mmHg，收缩压可达180～220mmHg。运动时收缩压达250mmHg、舒张压达120mmHg为高限。

【考点7】两项乘积（RPP）：指**心率和收缩压的乘积，代表心肌耗氧相对水平**。运动中RPP越高，说明冠状血管储备越好。

【考点8】阳性评定标准（符合下列条件之一即为阳性）。

1.**运动诱发典型心绞痛**。

2.运动中及运动后（2分钟内出现）以R波为主的导联出现**下垂型、水平型、缓慢上斜型**（J点后0.08秒）ST段下移≥0.1mV，并**持续2分钟以上**。如运动前有ST段下移，则在此基础上再增加上述数值。

3.**运动中收缩期血压下降**（低于安静水平）。

【肺功能测定】

【考点1】气短气急症状分级。

分级	表现
1级	无气短气急
2级	稍感气短气急
3级	轻度气短气急
4级	明显气短气急
5级	气短气急严重，不能耐受

【考点2】肺功能分级标准。

COPD分级	$FEV_1\%VC$
Ⅰ级（轻）	≥70
Ⅱ级（中）	50～69
Ⅲ级（重）	<50

【考点3】呼吸气体分析检查对患者的要求：①饭后2～4小时进行；

②检查前2小时内不吸烟，不饮酒，不参加剧烈活动；③检查前24小时内不服用影响代谢的药物。

【考点4】无氧能力测定：在无氧状态下机体运动的持续能力，其水平与无氧阈之间无决定性关系。测定采用踏车。

【运动学分析】

【考点1】 电子步态垫是足印法和足开关的组合，其长度为3～4m，有10000个压感电阻平均分布在垫下。

【考点2】 阶段性运动测定包括同步摄像分析、三维数字化分析、关节角度计分析。

【常见病理步态的原因及表现】

【考点1】 臀中肌步态：是髋关节展肌（臀中肌、臀小肌）无力所致。两侧臀中肌受损时称鸭步。见于臀上神经损伤、L5神经根病和脊髓灰质炎。髋关节骨性关节炎引起髋关节疼痛时也可表现为Trendelenburg步态。

【考点2】 跨阈步态：因踝背屈肌（胫前肌）肌力下降，不能完成踝背屈动作，迈步时呈足下垂。常见于腓总神经损伤，也见于脊髓灰质炎、多发性硬化症、吉兰-巴雷综合征、椎间盘突出、腓神经损伤、腓骨肌萎缩等病症。

【考点3】 偏瘫步态（划圈步态）：脑卒中、脑外伤后偏瘫患者的肢体运动常表现为屈曲或伸展协同运动或联带运动的整体刻板模式，具体表现为髋关节伸展、内收并内旋，膝关节伸展，踝关节跖屈、内翻。

【考点4】 剪刀步态：是上运动神经元损伤所致的痉挛性截瘫、双瘫脑瘫患者行走时的特征性异常表现。

第六章	感知认知评定

【感知评定】

【考点1】失认症评定。

1. 触觉失认：辨质觉、形态觉、实体觉。

2. 听觉失认：无意义声音配对、环境音、音乐、语声。

3. 颜色失认：颜色匹配、形廓着色、按指令指出不同的颜色。

4. 物品失认：相同物品配对、按物品用途分组、指物呼名或按口令指物、按指令使用物品。

5. 视空间失认：①可询问患者或家属平时有无常碰撞物体、跌倒或迷失方向等现象；②重叠图试验。

6. 单侧忽略：Albert划杠测验、删字测验（Diller测验）、绘画测验、平分直线测验、高声朗读测验、书写测验。

【考点2】结构性失用评定：临摹立方体、用火柴棒拼图、积木构筑模型。

【考点3】运动性失用评定：①让患者按照命令执行上肢各种动作；②让患者按口令执行吹口哨、伸舌及用舌顶侧颊部等动作。

【认知评定】

【考点1】注意障碍。①视跟踪、辨认测验及删字测验；②数和词的辨别：听认字母测试、背诵数字、词辨认；③听跟踪；④声辨认：声识认、在杂音背景中辨认词。

【考点2】韦氏记忆量表（WMS）：用于7岁以上的儿童及成人，要求被试者先学习，随后进行即时回忆、学习、测试回忆3遍。

【考点3】临床记忆量表：主要用于**成人（20～90岁）**，该量表分有文化和无文化两部分，分别建立两套正常值，但两套正常值**性质相同、难度相当（相关系数0.85）**，便于前后比较。

【失语症及构音障碍评定】

【考点1】失语症评定的注意事项：①评定时患者如连续答错，可将测验拆散分解，先易后难，设法提高患者参与的兴趣；②当患者不能作答时，检测者可做示范；③尽可能借助录音或复读设备，方便检测者准确判断言语障碍的程度和性质；④评定尽量在1.5小时内完成。

【考点2】构音障碍评定采用Frenchay构音障碍评估法。

【吞咽障碍评定】

【考点1】反复唾液吞咽试验：是评定患者主动启动吞咽反射的能力，此法简单、安全，是常用的吞咽功能的筛查方法。正常条件下，患者能在30秒内完成3次及以上的吞咽次数为正常，3次以下为异常。

【考点2】饮水试验。

1.此法适用于病情较轻的患者的吞咽功能检查或正常人群的筛检。

2.具体操作：患者取坐位，以水杯盛常温水30mL，嘱患者如往常一样饮用，注意观察患者的饮水过程，并记录饮水所用时间。

3.记分情况：①一饮而尽，无呛咳；②2次以上喝完，无呛咳；③一饮而尽，有呛咳；④2次以上喝完，有呛咳；⑤呛咳多次发生，不能将水喝完。评判结果为②时考虑可疑，③以及以上的情况为异常。

【考点3】脑神经检查：第V、IX、X、XII对脑神经的检查。

【基本日常生活能力评定】

【考点1】Barthel指数评分表。

ADL项目	评分标准
大便控制	10分能控制，5分偶尔失禁，0失禁或昏迷
小便控制	10分能控制，5分偶尔失禁，0分失禁或昏迷或需由他人导尿
修饰	5分能自理，0分需帮助
如厕	10分能自理，5分需部分帮助，0分依赖别人
进食	10分能自理，5分需部分帮助（夹菜、盛饭），0分依赖别人
床-椅转移	15分能自理，10分需少量（1人）帮助，5分需大量（2人）帮助，0分完全依赖别人
行走	15分能独立行走，10分需1人帮助（指导或监督），5分在轮椅上独立行动，0分不能动
穿脱衣	10分能自理（纽扣、穿鞋），5分需帮助，0分依赖别人
上下楼梯	10分能自理，5分需帮助，0分不能上下楼梯
洗澡	5分能自理，0分依赖别人

【考点2】Barthel指数的总分为100分，得分越高，表示ADL的自理能力越好，依赖性越小。60分以上者基本能完成BADL，59～41分者需要帮助才能完成BADL，40～21分者需要很大帮助才能完成BADL，20分以下者完全需要帮助才能完成BADL。患者不能完成所定标准时为0分。

【工具性日常生活能力评定】

【考点1】 ●功能活动问卷（FAQ）：此表信度在0.8左右。效度是目前IADL表中最高的。

【考点2】 ●FAQ用于研究社区老年人的独立性和轻症老年性痴呆。

【电疗法】

【考点1】 直流电疗法的治疗技术包括衬垫法（最常用）、水浴法和眼杯法等。

【考点2】 直流电衬垫法。

1. 电极的衬垫以多层吸水的柔软绒布制成，厚度为1cm，衬垫的周边应比电极大1cm，衬垫上应有阴、阳极性标志。

2. 治疗前向患者交代治疗时有皮肤针刺感、紧束感，眼部治疗时有闪光感、色感，头部治疗时口腔内有金属味。

3. 调节电流时，电流表指针先达到所需电流强度的2/3，然后再逐渐增加至所需电流强度。电流密度以衬垫面积计算，成人治疗的电流密度为0.03～0.1mA/cm^2，儿童治疗的电流密度为0.02～0.08mA/cm^2。

4. 由于电极下电解产物刺激皮肤，治疗后皮肤上可出现瘙痒、充血、小丘疹，应涂甘油酒精液保护皮肤。

5. 使用过的电极片上残留有酸性、碱性电解产物，使用后应彻底刷洗干净，必要时可用75%乙醇或消毒液浸泡。电极衬垫使用后应按阴、阳极性分别充分清洗、煮沸消毒。

6. 阴极下的电烧伤为碱性烧伤，蛋白质溶解破坏；阳极下的电烧伤为酸性烧伤，蛋白质凝固坏死。直流电引起的电烧伤不易愈合，烧伤处予照射紫外线、涂甲紫等措施，以防止感染、促进愈合。

【考点3】 直流电水浴法。

1. 此法适用于体表凹凸不平的手、足部位。

2.治疗电流选择：单个肢体治疗时采用10～15mA电流，两个肢体治疗时采用15～20mA电流，四个肢体治疗时采用25～40mA电流。

【考点4】直流电药物离子导入疗法。

1.选择离子导入用药的原则：①药物易溶于水，易于电离；②明确需导入药物的有效成分及其极性；③成分纯，不得同时应用几种药物或单味、多味中草药煎制导入或阴阳极交替导入；④局部用药有效；⑤不选用贵重药。

2.常用药物与极性。①由阳极导入：钙、锌、普鲁卡因、维生素B_1、透明质酸酶、小檗碱、草乌、碱性药物、生物碱药物等；②由阴极导入：碘、氯、溴、维生素C、酸性药物、黄酮类药物等。

【考点5】高频电疗法的安全防护：①减少环境内金属物品可减少金属对高频电磁波的反射；②减小治疗室内高频电疗仪的密度可降低室内电磁波的强度；③加大高频电疗仪与人体的距离，与200～300W超短波治疗仪间的距离应在3m以上，与50W超短波治疗仪间的距离应在1m以上；④避免高频电对眼、睾丸部位的大强度辐射。妊娠期间不接受高频电治疗，不在高频电环境中工作。

【考点6】短波、超短波疗法的治疗剂量。

1.无热量（Ⅰ级剂量）：无温热感，适用于急性炎症早期、水肿明显、血液循环障碍部位。

2.微热量（Ⅱ级剂量）：有刚能觉到的温热感，适用于亚急性、慢性疾病。

3.温热量（Ⅲ级剂量）：有明显而舒适的温热感，适用于慢性疾病、急性肾衰竭。

4.热量（Ⅳ级剂量）：有刚能耐受的强烈热感，适用于恶性肿瘤。

【考点7】短波、超短波疗法微热量治疗时，小功率治疗仪浅作用时电极皮肤间隙应为0.5～1cm，深作用时电极皮肤间隙应为2～3cm；大功率治疗仪浅作用时电极皮肤间隙应为3～4cm，深作用时电极皮肤间隙应为5～6cm。

【光疗法】

【考点1】红外线灯：发出的红外线以长波红外线为主，适宜于局部治疗。

【考点2】石英红外线灯（白炽灯）：发出的红外线以短波红外线为主，适宜于局部治疗。对于病灶较深的部位疗效更好。用于发汗治疗。

【考点3】红外线疗法照射时，暴露局部皮肤，辐射器垂直于照射野的上方，距离为30～60cm，以患者有舒适的温热感为准，照射时间为20～30分钟。

【考点4】紫外线疗法剂量分级。

0级红斑量（亚红斑量）：照射剂量小于1MED，照射后无肉眼可见的红斑反应发生。用于全身照射。

Ⅰ级红斑量（弱红斑量）：照射剂量为1～2MED，照射后6～8小时出现可见的轻微红斑反应，24小时内消退，皮肤无脱屑。照射面积不超过800cm^2。

Ⅱ级红斑量（中红斑量）：照射剂量为3～5MED，照射后4～6小时出现明显红斑反应，皮肤稍水肿，轻度灼痛，2～3日消退，皮肤有斑片状脱屑和色素沉着。照射最大面积同Ⅰ级红斑量。

Ⅲ级红斑量（强红斑量）：照射剂量为6～10MED，照射后2～4小时出现强红斑，伴皮肤水肿、灼痛，4～5日消退，皮肤大片状脱皮，色素沉着明显。照射面积不超过250cm^2。

Ⅳ级红斑量（超强红斑量）：照射剂量为20MED以上，照射后2小时出现强烈红斑反应，皮肤暗红，水肿，出现水疱，剧烈灼痛，5～7日消退，色素沉着明显。照射面积不超过30cm^2。

【考点5】中心重叠紫外线照射法：通过病灶中心区的重叠照射，达到中心区大剂量、周边健康皮肤小剂量的一次性操作方法。病灶中心区10～20MED，周围5～10cm的范围3～5MED。

【考点6】紫外线照射的首次剂量：最佳的首次剂量为一次达到所需治疗剂量。脏器病变等节段反射治疗采用3～5MED的中红斑量；控制体表、体腔、伤口、窦道等软组织的炎症、感染采用强或超红斑量。

【考点7】生物剂量的测定：腹部为1，胸部为1，躯干为1～1.5，四肢屈侧为1.5～2，四肢伸侧为2～3，手足背为4～5，足底手掌为10～20。

【超声波治疗法】

【考点1】耦合剂（接触剂）的作用：利于填充空隙，防止有空气层而产生界面反射，使更多超声能量通过并进入人体。

【考点2】耦合剂的条件：声阻介于声头表面物质和皮肤的声阻之间。清洁、透明、不污染皮肤、能在皮肤表面停留、不会快速被皮肤吸收、对皮肤无刺激作用、便宜、无气泡。

【考点3】可作为超声疗法耦合剂的物质：水、甘油、凡士林、液状石蜡、蓖麻油、凝胶体、乳胶等。

【考点4】水：作为超声耦合剂时，一定要去除水中的气泡。其缺点是黏滞性小，不能在体表停留，故不适合作为超声直接接触治疗方法的耦合剂，多用于水下法、水囊法或漏斗法等。

【考点5】直接接触法：患者取舒适体位，充分暴露治疗部位，涂以接触剂，接通电源后，将声头置于治疗部位。①固定法：连续波的中等剂量为0.3～0.4W/cm^2；②移动法：声头移动速度为1～2cm/s，连续波的中等剂量为1.0～1.2W/cm^2。

【考点6】眼部超声波治疗采用水囊法，剂量应严格掌握。

【考点7】超声药物透入时，禁用对患者过敏的药物，慎用对皮肤有刺激的药物。

【温热疗法】

【考点1】石蜡的准备。

1.石蜡的加热采用间接加热法。

2.平时的清洁：石蜡使用后应先除去蜡块表面所附汗水、毛发、皮屑等杂物，方可放回蜡槽加热反复使用。

3.定时的清洁。①定时加新蜡：酌情定时加入10%～20%新蜡，以保持石蜡清洁、质纯；②定时清除杂质：常用方法包括水洗沉淀法、过滤法、白陶土沉淀法、滑石粉沉淀法；③较简便常用的方法是水洗沉淀法：石蜡熔化后加入相当于石蜡量1/3～1/2的热水，搅拌混合后静置，石蜡上浮，水与杂质下沉，取出石蜡即可清除底部杂质，或从蜡槽底部将水与杂质排出。

【考点2】蜡饼法：将加热后完全熔化的蜡液倒入搪瓷盘，蜡液厚度为2～3cm，冷却至石蜡初步凝结成块时（表面45～50℃），用小铲刀将蜡块取出，敷于患部，外包塑料布、棉垫保温。适用于躯干或肢体。

【考点3】浸蜡法：将加热后完全熔化的蜡液冷却至55～65℃时，患者手足浸入蜡液后立即提出，蜡液在手足浸入部分的表面冷却形成一薄层蜡膜，如此反复浸入、提出数次直至蜡膜厚度达0.5～1cm，成为手套或袜套样，然后再持续浸入蜡液中。适用于手足部。

【考点4】刷蜡法：将加热后完全熔化的蜡液冷却到55～65℃时，用排笔蘸蜡液后在病患部位均匀涂刷，使蜡液在皮肤表面冷却凝成一薄层蜡膜，如此反复涂刷，直至蜡膜厚度为0.5～1cm时，外面再包一块热蜡饼，或继续将蜡涂刷到厚度为1～2cm，然后用塑料布、棉垫包裹保温。适用于躯干、肢体或面部。

【冷疗法、水疗法】

【考点1】冷过敏者接受冷刺激后皮肤出现瘙痒、潮红、水肿、荨麻疹时，应立即终止治疗。重者出现心动过速、血压下降、虚脱，应立即终止冷疗，平卧休息，保暖等。

【考点2】全身淡水浴：在浴盆内注入2/3水量（200～250L）的淡水，患者半卧于浴盆中，使水平面达到乳头水平，头颈和上胸部在水面以上。

【考点3】温水浴（37～38℃）与不感温水浴（34～36℃）：有较明显的镇静作用，适用于兴奋过程占优势的神经症、自主神经功能紊乱、痉挛性瘫痪、雷诺病等。

【考点4】热水浴（39℃以上）：有明显的发汗、镇痛作用，适用于多发性关节炎、多发性肌炎、痛风等。

【考点5】凉水浴（26～33℃）与冷水浴（26℃以下）：有提高神经兴奋性作用，适用于抑制过程占优势的神经症。

【考点6】盐水浴（38～40℃）：适用于多发性关节炎、肌炎、神经炎等。

【考点7】松脂浴（37～38℃）：有镇静作用，在睡前进行治疗，效果会更好，适用于兴奋过程占优势的神经症、高血压病I期等。

【考点8】苏打浴（37～38℃）：具有软化角质层的作用，适用于银屑病等皮肤角质层增厚的皮肤病、脂溢性皮炎等。

【考点9】水疗的注意事项：①室温为22～23℃，相对湿度在75%以下；②水疗不宜在饥饿、饱餐后1小时内进行；③水疗前排空大小便；④进行水流喷射时，严禁喷射头面部、心前区、脊柱和生殖器部位。

【考点10】水疗后若感觉精神爽朗轻快、皮肤微红热，是良性反应。若感觉精神抑郁、烦躁、发抖、头晕、心悸、皮肤苍白呈鸡皮样，为不良反应，应立即平卧休息，测量心率、血压，注意观察，无不适后方可离去。

【牵引技术】

【考点1】颈椎牵引。

1.体位。①卧位：利于全身肌肉放松，阻力较大；②坐位：简单，现多采用坐位枕颌带牵引。

2.角度：采取中立位、前屈位或后伸位。神经根型颈椎病采用前屈位牵引（15°～25°），椎动脉型颈椎病和硬膜囊受压或脊髓轻度受压的脊髓型颈椎病采用中立位牵引（0°）。上段颈椎病变（$C_{1\sim4}$）采用0°位牵引，中段、下段颈椎病变（$C_5\sim T_1$）采用前屈15°～25°位牵引。颈椎生理弧度消失甚至出现反弓采用后伸0°～15°位牵引。

3.时间：每次20～30分钟。

4.重量：以体重的8%～10%开始牵引。

【考点2】腰椎牵引。

1.重量：初始重量不低于自身体重的60%。

2.方式。①持续性牵引：持续作用于脊柱20～30分钟不放松，适用于急性腰椎间盘突出症、腰椎关节紊乱或急性腰痛；②间歇性牵引。

【关节活动训练】

【考点1】被动关节活动度训练。①适宜对象：0或1级肌力的患者；②力的来源：患者完全不用力，全靠外力来运动或动作。外力来自治疗师、患者健肢或各种康复训练器械。

【考点2】主动-辅助关节活动训练。①适宜对象：2级以上肌力患者；②力的来源：在外力的辅助下由患者主动收缩肌肉来完成。外力由治疗师、患者健肢、器械、引力或水的浮力提供。

【考点3】主动关节活动训练的适宜对象：<u>3级以上肌力</u>患者。

【考点4】持续性关节被动活动。

1.开始训练时机：<u>手术后即开始训练</u>，甚至患者仍处于麻醉状态下也可进行；敷料较厚时也应在<u>术后3天内</u>开始。

2.膝关节人工置换术后，CPM训练在<u>术后第1～3天开始</u>。

3.术后伤口内如有引流管时，要注意运动时<u>不要夹闭引流管</u>。

4.手术切口<u>与肢体长轴垂直者不宜采用</u>。

5.注意<u>避免合并使用抗凝治疗</u>，否则易造成血肿。

【关节松动技术】

【考点1】治疗前评定：当疼痛和僵硬同时存在时，先采用<u>Ⅰ、Ⅱ级手法</u>缓解疼痛，再采用<u>Ⅲ、Ⅳ级手法</u>改善关节的活动。

【考点2】治疗力度：治疗疼痛时，手法<u>达到痛点但不超过痛点</u>；治疗僵硬时，手法<u>超过僵硬点</u>。小范围、快速度可<u>抑制疼痛</u>；大范围、慢速度可<u>缓解紧张或挛缩</u>。

【考点3】治疗时间：可重复3～4次，每次治疗总时间为15～20分钟。

【肌力训练与肌耐力训练】

【考点1】肌力训练方法选择。

1.0级肌力。①<u>电刺激</u>；②<u>传递神经冲动的训练</u>：通过主观努力试图引起瘫痪肌肉的主动收缩。可与<u>被动运动</u>结合进行。

2.1～2级肌力：①<u>肌肉电刺激疗法</u>；②<u>主动-辅助训练</u>。

3.2级肌力：开展<u>免负荷运动</u>，即减除重力负荷的主动训练。

4.3～4级肌力：由<u>主动运动进展到抗阻运动</u>。

【考点2】等长训练。

1.优点：①动作较简单，易掌握；②不需要或需要很少的器械；③所用的时间较少，费用较低；④可在石膏、夹板固定时或关节活动范围内存在疼痛症状等情况下应用；⑤潜在损伤少，较安全，可在术后早期康复应用，或教会患者在家中进行；⑥不引起肌肉肥大。

2.缺点：①训练效果与功能和技巧之间无直接的关系，不能直接用于增强工作或行为活动能力；②收缩时有屏气效应，会加重心血管负担。

【考点3】等张训练。

1.优点：①训练方式丰富；②可在全关节活动范围内运动，在任何角度上均可获得训练效果；③具有较好的心理学效果；④对血压不造成明显上升，更适宜老年人和心血管系统疾病患者；⑤可训练患者的辅助肌和稳定肌。

2.缺点：①应用器械提供的技术、阻力必须与患者自身的肌力水平相匹配；②训练需在监督指导下进行；③定期调整运动负荷或调整仪器均需要耗费一定的时间。

【考点4】徒手抗阻训练：训练前告诉患者最大努力但无痛地完成训练，且不要憋气。将阻力置于肢体的远端，阻力方向与运动的方向相反。采用适当的阻力，初始为次最大阻力。训练中应有3～4分钟的休息恢复期。

【考点5】机械抗阻训练。

1.训练强度：亚极量在增加耐力时或软组织愈合早期使用，极量在康复后期使用。

2.运动负荷量：初始以最大负荷量进行，重复10次。

3.训练模式：增加静态力量采用等长收缩训练，增加动态力量采用等张收缩训练，肌肉骨骼损伤早期采用渐进抗阻的等长训练，促进功能性活动采用向心性收缩和离心性收缩交互的形式。

【考点6】多点等长训练可克服等长训练的角度特异性，但因生理性溢流的范围在该角度前后方向的10°左右，故训练时两点间的角度范围不应超过20°。

【牵张训练】

【考点1】应用过程：①在牵张前可应用放松技术、热疗和热身训练；②训练时先抓握所需治疗关节的远端和近端，然后活动远端部分；③可应用冷疗减少牵张所致的微小损伤性肌痛，冷疗时应将关节处于展长位。

【考点2】注意事项：①患者应尽量使自身处于舒适、放松的治疗体位；②牵张后若局部疼痛持续时间超过24小时，则说明牵张力量过大。

【有氧训练】

【考点1】运动处方包括运动方式、运动强度、运动持续时间、运动频率以及运动注意事项。

【考点2】运动强度的计算方法。①代谢当量（METs）法：服用血管活性药物患者常用此法，以$50\%\sim80\%MET_{max}$为靶强度；②主观用力记分（RPE）法；③心率法：采用$70\%\sim85\%$最大心率作为靶心率。

【考点3】提示运动强度过大：①不能完成运动；②活动时因气喘而不能自由交谈；③运动后无力或恶心。

【考点4】提示运动量过大：①持续性疲劳；②运动当日失眠；③运动后持续性关节酸痛；④运动次日清晨安静心率明显变快或变慢，或感觉不适。

【呼吸训练】

【考点1】体位：需加强患侧的胸式呼吸时可采取患侧在上的侧卧位，对体力较好者可采用前倾站位。

【考点2】腹式呼吸训练：呼吸时腹部放松，经鼻缓慢深吸气，呼气时缩唇将气缓慢吹出。呼气与吸气的时间比例为1：1。

【考点3】排痰训练包括体位引流，胸部叩击、震颤及直接咳嗽。

【考点4】体位引流：根据病变部位采用不同的引流体位（病变部位尽量在高处），使病变部位的痰液向主支气管引流。分泌物少者每天上、下午各引流1次，痰量多者宜每天引流3～4次，餐前进行为宜，每次引流一个部位，时间为5～10分钟，如果有多个部位，总时间不超过30～45分钟，以免疲劳。

【考点5】胸部叩击、震颤：治疗者手指并拢，掌心成杯状，运用腕关节摆动在引流部位胸壁上轮流轻叩30～45秒，患者可自由呼吸。叩击拍打后治疗者用手按在病变部位，嘱患者深呼吸，在深呼气做胸壁振动，连续3～5次，再作叩击，如此重复2～3次，再嘱患者咳嗽以排痰。

【考点6】注意事项：①避免憋气和过分减慢呼吸频率，以免诱发呼吸性酸中毒；②胸部叩击和震颤治疗前必须保证患者有良好的咳嗽能力，或在叩击后进行体位引流，以免痰液进入更深的部位而难以排出。

【平衡训练与协调训练】

【考点1】平衡训练基本原则：①从静态平衡（Ⅰ级平衡）开始，过渡到自动动态平衡（Ⅱ级平衡），再过渡到他动动态平衡（Ⅲ级平衡）；②逐步缩减人体支撑面积和提高身体重心，在保持稳定性的前提下逐步增加头颈和躯干运动，从睁眼训练逐步过渡到闭眼训练。

【考点2】协调训练的步骤：①无论症状轻重，应从卧位训练开始；②从简单的单侧动作开始；③先做容易完成的大范围、快速的动作，熟练后再做小范围、缓慢的动作；④上肢和手的协调训练从动作的正确性、反应速度快慢、动作节律性等方面进行，下肢的协调训练采用下肢各方向的运动和各种正确的行走步态训练；⑤两侧轻重不等的残疾者，先从轻侧开始；⑥两侧残疾程度相同者，先从右侧开始。

【转移训练】

【考点1】 需他人帮助转移时，帮助者站立姿势应稳定，尽量采用缩短阻力臂、分解动作等方式。应利用下肢肌力承担重量，以减少对自己腰背部的应力，避免发生意外损伤；身体移动要循扶抱方向移动。

【考点2】 独立转移训练的注意事项：①从坐位转移到站立位的训练，患者应具备1～2级站立平衡能力；②高椅比矮椅更易于站起训练。

【站立步行训练】

【考点1】 直立性低血压的诊断：患者由卧位向坐位或站位转移的过程中，出现头晕、视物模糊、面色苍白、恶心、呕吐、胸闷、心慌不适、冷汗等症状，甚至意识丧失或昏厥，血压下降10～20mmHg即可诊断。

【考点2】 起立床训练：对长期卧床的患者可预防直立性低血压。倾斜的角度以每天调整5°的速度逐渐改变。

【考点3】 平行杠内的步行训练。①四点步：是平行杠内最先进行的；②摆至步；③摆过步：是截瘫患者行走中最快、最实用的步行方式，但需要患者具备较高的平衡能力。

【考点4】 使用拐杖的步行训练。

1. 交替拖地步行：先将一侧拐向前方伸出，再伸另一侧拐，双足同时拖地移动至拐脚附近。

2. 同时拖地步行：双拐同时向前方伸出，双足拖地移动至拐脚附近。

3. 摆至步：适用于双下肢完全瘫痪而下肢无法交替移动的患者。

4. 摆过步：拄拐步行中最快速的移动方式，姿势也较美观。

5. 四点步：稳定性好、安全且缓慢、接近自然行走。

6. 两点步：在掌握四点步后训练，与正常步态基本接近，且步行速度较快，但稳定性比四点步稍差。

7.三点步：快速移动、稳定性良好。

【轮椅训练】

【考点1】轮椅坐姿。

1.躯干：坐姿端正、双眼平视。上身稍向前倾，两肩放松。双手扶住轮椅扶手，肘关节保持屈曲120°。

2.臀部：紧贴后靠背。当操作时，臀部与腹肌收缩，利于骨盆的稳定，并减少臀部的异常活动。

3.下肢：大小腿之间的角度在110°～130°内，以120°最合适。

【考点2】轮椅转移。①立式转移；②床向轮椅转移：轮椅放在患者的健侧，轮椅与床尾呈30°～45°；③轮椅向床转移：轮椅朝向床头位置，健侧接近；④轮椅向座厕转移。

【神经-肌肉促进技术】

【考点1】Bobath技术的关键点。①中心关键点：头部、躯干、胸骨中下段；②近端关键点：上肢的肩峰、下肢的髂前上棘；③远端关键点：上肢的拇指、下肢的踇趾。

【考点2】PNF技术的注意事项：①重视旋转动作的完成，进一步加强对本体感觉的刺激；②所有动作均由相反方向的运动组成；③螺旋性对角线活动必须通过中线；④动作开始和结束时加强肌腱的牵拉和关节的挤压，也能加强本体感觉的刺激；⑤活动的完成可借助被动、助力、主动和抗阻方式进行，以完成最大活动范围。

【考点3】Rood技术的皮肤、本体感受器刺激。

1.促进。①触觉刺激：快速擦刷、叩击、敲打、挤压；②温度刺激：强冷、热刺激等；③本体感受器的刺激：快速而轻柔地牵张肌肉、轻叩肌腱与肌腹、挤压肌腹、抵抗阻力、较有力地挤压关节、骨突处的施压等；④痛觉刺激：针刺、捏挤、拍打所产生的疼痛感；⑤特殊感觉刺激：快节奏、高频率、高强度。

2.抑制：①轻微的关节挤压；②肌腱附着点的挤压；③脊神经背侧后基支皮肤支配区的推摩；④持续地牵伸、缓慢地将患者由仰卧位或俯卧位转至侧卧位；⑤适中的温热刺激；⑥低强度的特殊感觉刺激等。

| 第十章 | 作业治疗 |

【作业活动分析及操作】

【考点1】作业活动分析：骨骼肌运动系统损伤患者，选择作业活动时采用生物力学分析法进行分析；中枢神经系统损伤患者，采用神经发育学方法进行活动分析。

【考点2】作业活动简单分析：明确活动的方式，选择活动的类型，分析选择的活动的理由，确定活动的场地，参与对象，确定时间。

【考点3】作业治疗处方：作业治疗的项目、目的、方法、强度、持续时间、频率及注意事项等。

【考点4】作业治疗中的作用活动必须由患者主动参与来完成。

【考点5】增强兴奋的作业训练：观看或参加竞技比赛、游戏等。

【考点6】宣泄情绪的作业训练：锤打、砍木、铲雪、挖土等。

【考点7】肩外展、内收作业训练：粉刷、编织、拉琴、写大字等。

【考点8】手指精细活动作业训练：捡拾珠子或豆、黏土塑形、陶土、和面、捏饺子、木刻、打结等。

【感知认知训练】

【考点1】注意力的训练：猜测游戏、删除作业、时间感、数目顺序、代币法。

【考点2】记忆训练方法。①联想法：视觉想象、兼容、自身参照、精细加工；②背诵法；③分解-联合法；④提示法；⑤记忆技巧法：首词记忆法、PQRST法（Glasgow）、编故事法；⑥常规化建立恒定的日常生活活动程序。

【考点3】PQRST法。①P：预习或浏览要记住的段落内容；②Q：向自己提问该段的目的或意义；③R：仔细阅读材料；④S：用自己的话陈述从段落中得到的信息；⑤T：用回答问题的方法检验自己的记忆。

【考点4】记忆辅助物。①日记本；②时间表；③地图：适用于空间、时间定向障碍患者；④闹钟、手表、各种电子辅助物；⑤记忆提示工具：清单、标签、记号、提示等。

第十一章　言语治疗

【失语症】

【考点1】训练课题选择：选择的课题应设计在**成功率为70%～80%的水平上**。

【考点2】实用交流能力训练：①**交流策略训练**；②**运用手势、笔谈的训练**；③**自助具操作训练**。

【考点3】运动性失语：以**发音训练**为主，同时进行**文字表达训练**。

【考点4】感觉性失语：先进行**听理解的训练**，若遇到文字理解力尚存的病例，则以**文字训练**为突破口。

【考点5】刺激促进法：**传统刺激法、阻断去除法、功能重组法**。

【考点6】实用交流能力的训练方法强调：①**重视常用的原则**；②**重视传递性的原则**；③**调整交流策略的原则**；④**重视交流的原则**。

【构音障碍言语治疗】

【考点1】口唇运动功能训练：**口唇闭合、撅嘴-龇牙、鼓腮**。

【考点2】舌运动功能训练：**舌伸缩、舌尖上抬-下拉、舌左右运动、舌环行运动**。

【考点3】鼻咽腔闭锁功能训练（**软腭训练**）。①**鼻吸气-口呼气**：由鼻深吸气，鼓腮维持数秒，然后呼出；②**吹气**；③**发声**：重复发"a-a-a"音、辅音-元音组合练习、鼻音-非鼻音组合练习；④**软腭抬高**：**用力叹气、用冰块或细软毛刷直接刺激软腭、用压舌板辅助软腭抬高**。

【考点4】发音训练。

1.**构音点不同音**的组合训练：**pa-da-ka**。

2.构音点相同音的组合训练：ba-ma-pa。

3.无意义音节组合训练：ha-hu、mi-ki等。

4.有意义音节组合训练：将患者有问题的音组合入有意义的音节中，如"m"音有问题时，可采用"妈妈、棉帽、千里马、开门红"等组合练习。

5.句子水平的组合训练：利用诗歌、儿歌、短文、会话等练习。

【吞咽障碍的治疗】

【考点1】治疗原则：①提高经口进食和进水的能力；②安全吞咽；③食物的调整策略；④避免并发症的发生。

【考点2】间接训练不使用食物，安全性好，适用于从轻度到重度的各类吞咽困难患者。间接训练先于直接训练进行，直接训练开始后仍可并用间接训练。

【考点3】间接训练方法包括口唇闭锁练习、下颌运动训练、舌部运动训练、冷刺激、构音训练、声带内收训练、咳嗽训练、促进吞咽反射训练。

【考点4】直接训练见第三篇第二章"康复治疗知识"。

【考点5】吞咽的辅助技术。①空吞咽：每次进食吞咽后，反复做几次空吞咽，使食块全部咽下，然后再进食；②交互吞咽：让患者交替吞咽固体食物和流食，或每次吞咽后饮少许水（1~2mL）；③侧方吞咽：通过颈部指向左、右侧的点头样吞咽动作，可去除并咽下滞留于两侧梨状隐窝的食物；④点头样吞咽：当颈部后屈，会厌谷变得狭小，残留食物可被挤出，反复进行几次形似点头的动作，同时做空吞咽动作，可去除残留食物；⑤声门上吞咽训练（屏气吞咽）：由鼻腔深吸一口气，然后屏住气进行空吞咽，吞咽后立即咳嗽；⑥门德尔松吞咽技术。

第十二章	康复心理治疗

【常用治疗方法】

【考点1】康复心理治疗的方法包括支持性心理治疗、认知治疗、行为治疗、家庭治疗、催眠治疗、放松疗法。

【考点2】支持性心理治疗：①倾听；②指导、鼓励患者表达情感；③解释；④鼓励和安慰；⑤保证；⑥促进环境的改善。

【考点3】行为疗法。①系统脱敏法：治疗康复患者焦虑和恐惧等情绪障碍；②厌恶疗法：厌恶刺激采用疼痛刺激，如橡皮圈弹痛刺激、耳针疼痛刺激等；③行为塑造法；④代币制疗法；⑤暴露疗法：治疗康复患者的恐惧心理的行为治疗技术。

【儿童常见心理问题及治疗】

【考点1】●儿童情绪障碍采用以心理治疗为主、药物治疗为辅的综合治疗原则。

【考点2】●注意缺陷多动障碍的治疗主要以教育引导、心理治疗、药物治疗相结合。

【考点3】●精神发育迟滞的治疗原则：早期发现，早期诊断，查明原因，早期干预。

| 第十三章 | 中国传统治疗 |

【推拿疗法】

【考点1】推拿的分类：**推揉、摩擦、拿按、叩击、振动和摇动。**

【考点2】推拿操作顺序。①推拿肢体：由**远端开始**，逐渐向近端移动；②推拿躯干部位：由**症状部位的外周开始**，逐渐移向患处。

【针灸疗法】

【考点1】针刺的注意事项。

1.患者**过于饥饿、疲劳、精神过度紧张时**，不宜立即进行针刺。

2.小儿囟门未闭合时，**头顶部的腧穴不宜刺灸。**

3.常有**自发性出血**或损伤后出血不止者不宜针刺。

4.针灸部位**皮肤有感染、溃疡、瘢痕或肿瘤者**不宜针刺。

【考点2】●常见病患取穴。

1.三叉神经痛：①第一支取**攒竹**、鱼腰、丝竹空、阳白穴；②第二支取**四白**、颧髎、下关、迎香穴；③第三支取**下关**、夹承浆、颊车穴；④远端可选**合谷**、内庭、中渚穴。

2.截瘫：相应损伤部位的**夹脊穴**。

【假肢】

【考点1】上肢假肢的对线：是肘关节旋转盘的连接位置及角度。

【考点2】下肢假肢长度：小腿假肢要求两侧肢体等长，大腿假肢可比健侧短1cm。

【考点3】大腿假肢步态评定。

1.侧倾步态：假肢在站立期时，身体向假肢侧倾斜，其原因为假肢接受腔内收不够、假肢长度过短、对线时足部相对于接受腔过于靠外、接受腔外侧壁或内侧壁不合适，引起股内侧部疼痛等。

2.外展步态：假足着地时，假肢侧的足在行进时明显外移和身体侧倾。其原因为假肢过长、假肢接受腔内壁过高或外侧壁内压力不足。

3.画弧步态：假肢在迈步期时，出现向外侧画圆弧的动作。其原因有假肢过长、假肢的膝关节屈曲不良等。

4.腰椎前凸：假肢处于站立期时，出现明显生理性腰椎前凸。其原因有接受腔后侧壁形状不良、接受腔的前侧壁支撑不良、坐骨承重不允分、接受腔的前后径过大等。

【矫形器】

【考点1】肩外展固定性矫形器将肩关节保持在外展70°～90°，前屈15°～30°，肘关节屈90°。

【考点2】腕手矫形器：桡神经损伤后使用腕伸展矫形器，尺神经损伤后使用莫伯格矫形器。

【考点3】手部矫形器：烧伤后为防止虎口挛缩使用对掌矫形器，手指肌腱损伤后使用**手指固定性矫形器**。

【助行器】

【考点1】确定手杖高度的方法：①身体直立，以**肘关节屈曲30°，腕关节背屈30°**的状态握住手杖，使手杖支脚垫位于脚尖前方和外侧方直角距离各**15cm**处的位置；②身体直立，**手杖高度与大转子（关节突起部）处于等高**的位置。

【考点2】确定腋拐高度的方法：身体直立，腋拐放在腋下**与腋窝保持3～4cm（2指）的距离**，两侧腋拐支脚垫分别置于脚尖前方和外侧方直角距离各**15cm**处，**肘关节屈曲30°**，把手部位与大转子高度相同。

【考点3】腋拐使用方法。

1.四点步行法：一侧腋拐→对侧腿→另一侧腋拐→对侧腿，即**一侧腋拐和对侧腿交替迈步**。特点是**行走稳定**，但**速度较慢**。

2.两点步行法：一侧腋拐/对侧腿→另一侧腋拐/对侧腿，即**一侧腋拐和对侧腿同时步行**。特点是**步行速度较快**，但要求使用者具有比四点步行法更强的平衡能力。

3.上台阶步骤：**腋拐→健腿→患腿**。

4.下台阶步骤：**腋拐→患腿→健腿**。

【考点4】助行器稳定性由小至大的顺序：**差动框式助行器→四轮助行器→两轮助行器→折叠框式助行器→固定框式助行器**。

【膀胱训练】

【考点1】 禁忌证：①神志不清或无法配合治疗；②膀胱或尿路严重感染；③严重前列腺增生或肿瘤。

【考点2】 排尿反射训练：常见排尿反射"扳机点"位于耻骨上区、阴毛、大腿内侧、阴茎龟头、肛门等部位，通过叩击耻骨上膀胱区、挤压阴茎、牵拉阴毛、摩擦大腿内侧、刺激肛门等刺激，诱发逼尿肌收缩和尿道外括约肌松弛排尿。叩击时宜轻而快，避免重叩。重叩可引起膀胱尿道功能失调。叩击频率为50~100次/min，叩击次数为100~500次。应确保在安全排尿压力范围内方可采用反射性排尿，否则可能威胁上尿路安全。

【考点3】 间歇导尿。

1. 适应证：不能自主排尿或自主排尿不充分（残余尿>80~100mL）的脊髓损伤或其他神经瘫痪，符合清洁间歇导尿的条件（或经治疗后符合间歇导尿条件者），神志清楚并主动配合的患者。

2. 条件：①患者具有足够的膀胱容量，规律饮水，保持24小时尿量为1500~2000mL；②每4~6小时导尿1次，可根据导出尿量进行适当增减，每次导出的尿量不超过500mL；③患者病情稳定，无须抢救、监护治疗或大量的输液治疗。

3. 禁忌证：①尿道严重损伤或感染；②患者神志不清或不能配合；③接受大量输液；④全身感染或免疫力极度低下；⑤有明显出血倾向；⑥膀胱颈梗阻、前列腺增生或肿瘤；⑦严重尿道畸形、狭窄；⑧膀胱输尿管反流、肾积水；⑨盆底肌肉或尿道外括约肌严重痉挛。

【考点4】定时排尿（提示性排尿）：日间每2小时排尿1次，夜间每4小时排尿1次，每次尿量应少于350mL。

【直肠训练】

【考点1】禁忌证：①神志不清或无法配合治疗；②肛门和直肠局部皮肤破损或严重感染；③肛门或直肠肿瘤。

【考点2】辅助排便训练。①按摩：餐后半小时和排便时顺时针方向进行；②肛门牵张技术：用示指或中指戴指套，涂润滑油，缓缓插入肛门，把直肠壁向肛门一侧缓慢持续地牵拉。

【针极、表面（动态）肌电图】

【考点1】肌肉静息状态：在患者放松状态下插入针电极，然后观察肌肉在静息状态下的自发电活动。正常情况下呈电静息。

【考点2】插入活动：针极插入肌肉或在肌肉内快速提插时，正常情况下可诱发出一阵短促的电活动，但电极停止移动时，电活动应立即消失。该活动正常的持续时与操作者动作的快慢有关。

【考点3】表面（动态）肌电图测定单一活动肌肉时，表面电极应尽可能置于肌腹之上，电极之间的距离不宜过大，否则易记录到附近其他肌肉的电活动。

【考点4】安装有心脏起搏器等植入性医疗仪器者禁用表面（动态）肌电图。

【神经传导检查】

【考点1】●检查方法：测定时，一个电极放置于待测神经控制肌肉的肌腹远端（此为主电极），另一个电极放置于此肌肉支配的关节远端（此为参照电极）。

【考点2】异常神经传导表现为传导速度减慢和波幅降低，前者主要反映髓鞘损害，后者为轴索损伤。

【诱发电位】

【考点1】躯体感觉诱发电位。

1.定义：是刺激肢体末端感觉神经，在躯体感觉上行通路不同部位记录的电位。

2. 方法：用表面电极刺激，上肢刺激**腕部的尺神经或正中神经**，下肢刺激**踝部的胫神经或腓神经**。重复两次检查的峰潜伏期差**不得大于0.5毫秒**，波幅差**不得大于20%**。

3. 判断异常的标准：①**超过正常平均值的2.5～3.0个标准差**；②患侧与健侧相差的**绝对值＞2毫秒**。

【考点2】●视觉诱发电位。

1. 定义：是指对**视神经**进行光刺激时，经头皮记录的枕叶皮质产生的电活动。

2. 基本波形：有N_1、P_1、N_2等主波或称N_{75}、P_{100}、N_{145}，其中P_{100}的波幅最大，潜伏期最稳定。

【考点3】脑干听觉诱发电位（BAEP）。

1. 定义：耳机传出的**短声刺激听神经**，经头皮记录的电位。**不受受试者意识状态的影响**。

2. 基本波形：**Ⅰ～Ⅴ波**。

3. 临床应用：**客观评价听力、脑桥小脑脚肿瘤、多发性硬化**、脑死亡的诊断、手术监护等。

【电刺激式电诊断】

【考点1】直流-感应电诊断的结果判定。

1. 绝对变性反应：诊断要点是**肌肉和神经对直流电刺激均无反应**。病理基础是**神经完全变性、肌肉完全纤维化**。

2. 完全变性反应：诊断要点是**神经对直流电刺激无反应，但肌肉的反应存在**。病理基础是支配某一肌肉的神经全部离断或严重受压，轴索完全变性。

3. 部分变性反应：诊断要点是**神经对感应电刺激无反应或兴奋阈增高，**

但对直流电刺激有反应，无论其阈值高低。病理基础是支配该肌的神经轴索部分受损或神经干的某一束完全受损。

4.变性反应：诊断要点是神经肌肉对感应电和直流电刺激的反应正常而兴奋阈增高。

5.无变性反应：表现为瘫痪，可能为神经失用症、上运动神经元损害、癔症、诈病或肌病。

【考点2】强度-时间曲线检查只检查肌肉而不检查神经，只检查患侧而不检查健侧，该两点均与直流-感应电检查不同。

【考点3】强度-时间曲线检查的结果判定。

1.正常曲线：最短反应时正常，时值小于1毫秒，曲线无弯折。其病理基础和临床意义同直流-感应电诊断的无变性反应。

2.部分失神经曲线：曲线有弯折，最短反应时有延长，时值可能不正常，但不大于10毫秒。其病理基础和临床意义同部分变性反应。

做题是巩固知识的必要环节，能有效提升通过率。

易哈佛CEO：小麦

微信扫描二维码
进入 VIP 题库做题

图书在版编目(CIP)数据

康复医学与治疗技术考点精编口袋书／易哈佛医学
考试教研中心主编. —长沙：中南大学出版社，
2022. 12

全国卫生专业技术资格考试

ISBN 978-7-5487-5014-7

Ⅰ. ①康… Ⅱ. ①易… Ⅲ. ①康复医学—资格考试—
自学参考资料 Ⅳ. ①R49

中国版本图书馆 CIP 数据核字(2022)第 135605 号

全国卫生专业技术资格考试
康复医学与治疗技术考点精编口袋书
QUANGUO WEISHENG ZHUANYE JISHU ZIGE KAOSHI
KANGFU YIXUE YU ZHILIAO JISHU KAODIAN JINGBIAN KOUDAISHU

易哈佛医学考试教研中心　主编

□出　版　人	吴湘华
□责任编辑	王雁芳
□责任印制	李月腾
□出版发行	中南大学出版社
	社址：长沙市麓山南路　　　　邮编：410083
	发行科电话：0731-88876770　　传真：0731-88710482
□印　　装	长沙市宏发印刷有限公司

□开　　本	787 mm×1092 mm　1/32	□印张 7	□字数 193 千字
□版　　次	2022 年 12 月第 1 版	□印次 2022 年 12 月第 1 次印刷	
□书　　号	ISBN 978-7-5487-5014-7		
□定　　价	68.00 元		

图书出现印装问题，请与经销商调换